1日1本で
医者いらずになる

黒バナナ健康法

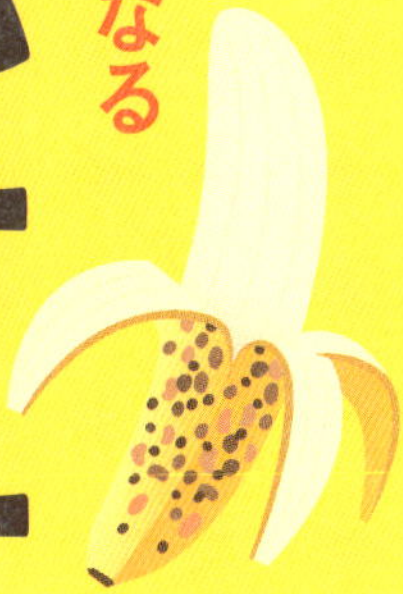

鶴見隆史

アスコム
健康
BOOKS

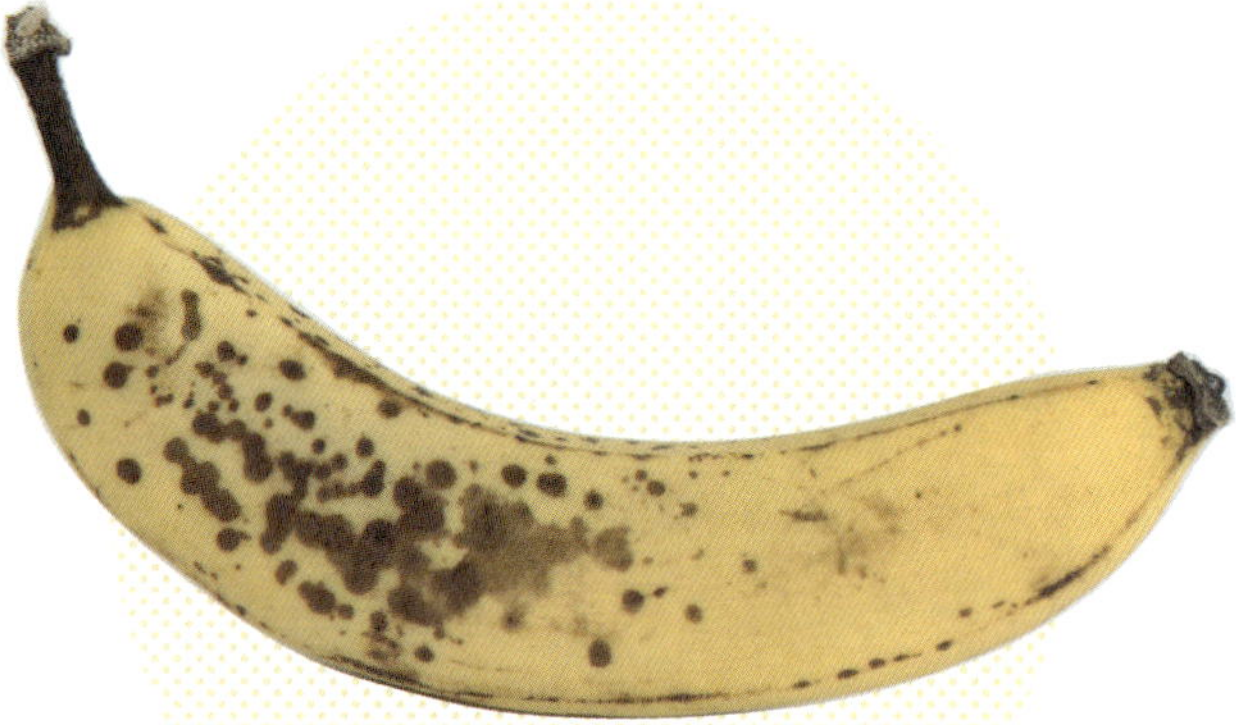

黒くなったバナナは
体にいい、
天然の
サプリメントです。

黒バナナって、どんな状態のバナナでしょうか？

お店で売っているのは、だいたいこの状態です。

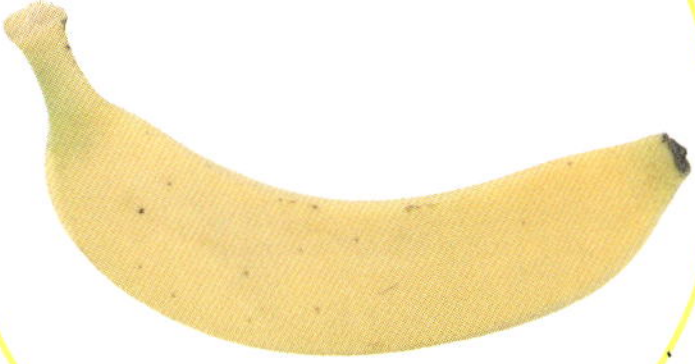

これが黒バナナ！

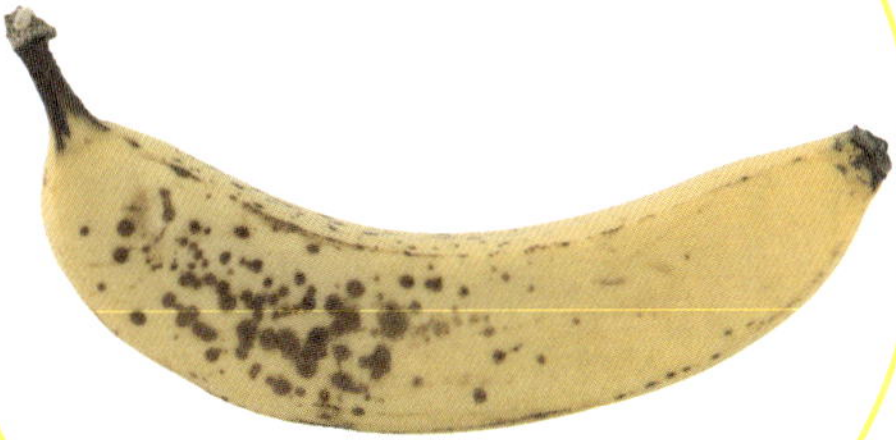

黄色い皮に、黒い斑点が出たバナナを指します。

黄色いバナナはこうして黒バナナになります。

※黒バナナになるまでの熟成過程

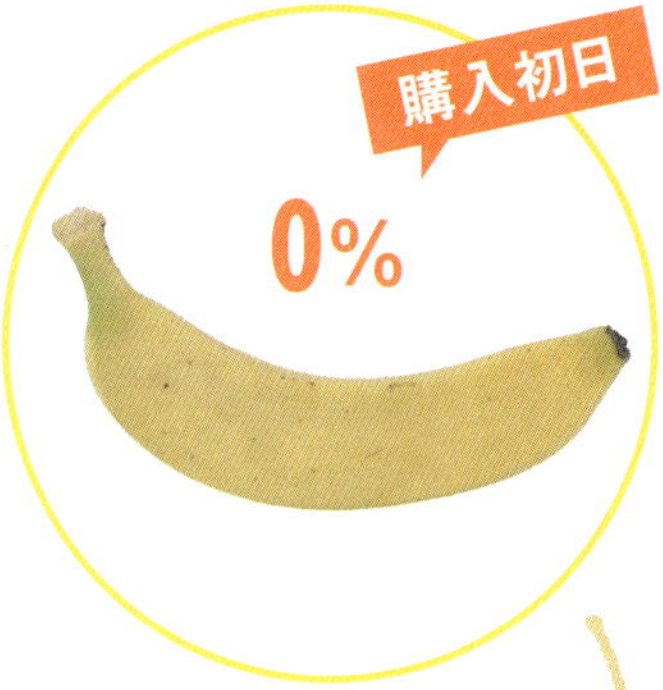

まだ黄色いバナナ。

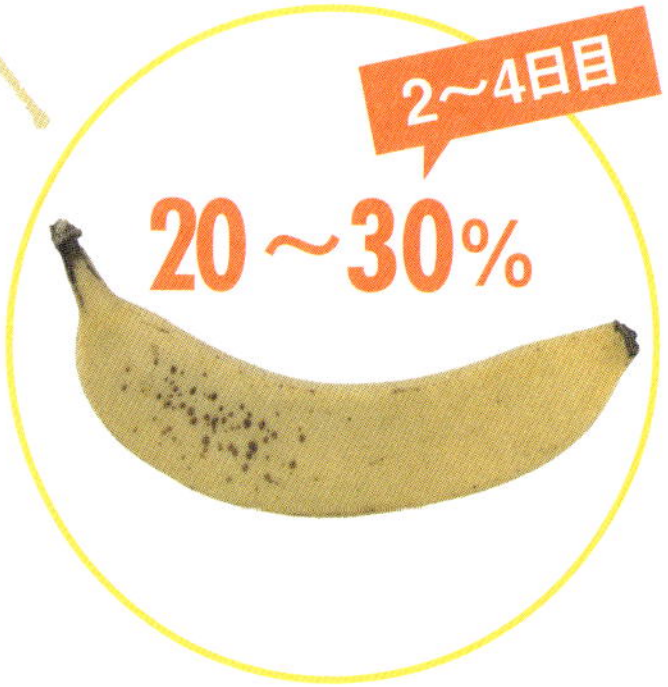

黒い小さな斑点が出てくる。

※日にちはあくまでも目安です。季節や保管状況、バナナの品種により大きく変わりますのでご注意ください。
※パーセントは、バナナの表面に対する黒い部分の割合です。

これくらいが黒バナナの食べごろ！

5日目

40%

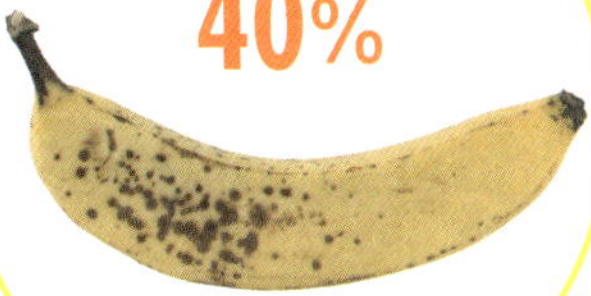

斑点が大きくなり、薄茶色の斑点も出てくる。

6〜7日目

50〜60%

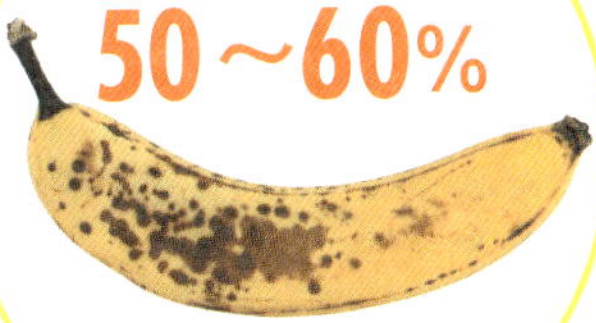

※写真は50%

薄茶色の斑点がさらに大きく、濃くなる。

8日目以降

60%以上

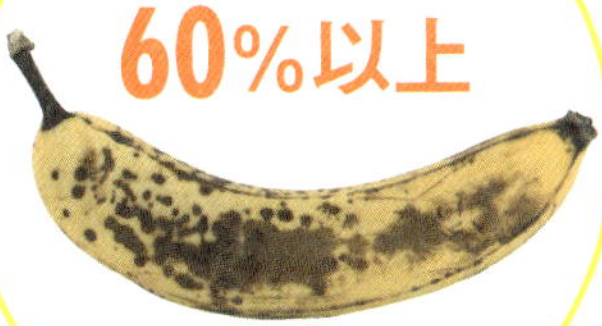

※写真は80%

黒と薄茶色の部分がさらに大きく広がる。さわるとやわらかい状態。これ以上熟成が進むと、腐敗していることもあるので危険。

保存のしかたと注意点

- 夏場などは、一気に熟成が進み、傷みやすくなります。
- 黒バナナになったらすぐに食べるか、冷蔵庫に入れるなどして熟成の進行を遅らせましょう。
- 皮をむいたときに中身が全体的に黒く、グニャッと崩れたり、酸っぱいにおいや、鼻をつくような刺激臭がするときは、腐っている可能性がありますのでお気をつけください。

詳しくは本文をご覧ください。

この黒い斑点は、
バナナが熟成してきた証《あかし》。
もともと
栄養豊富なバナナですが、
熟成して
黒バナナになることで、
さらに
パワーアップするのです。

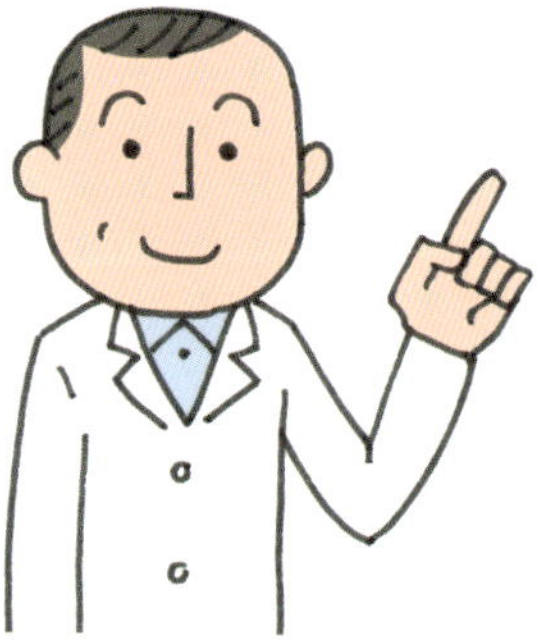

黄色いバナナはもともと栄養豊富な食材の優等生!

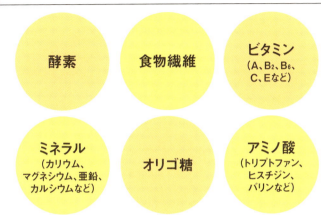

- 酵素
- 食物繊維
- ビタミン（A、B_2、B_6、C、Eなど）
- ミネラル（カリウム、マグネシウム、亜鉛、カルシウムなど）
- オリゴ糖
- アミノ酸（トリプトファン、ヒスチジン、バリンなど）

抗酸化物質も豊富で、抗酸化力ピラミッドの頂点に立ちます。

※『新規微弱発光系による活性酸素消去能に関する研究』（日本農芸化学会誌73巻（12）1283-1288（1999）・吉城由美子）より編集部作成

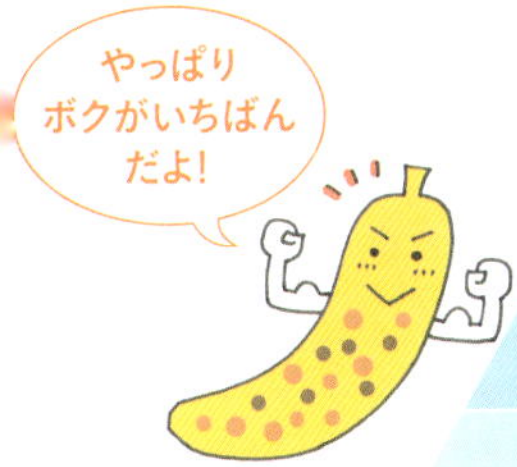

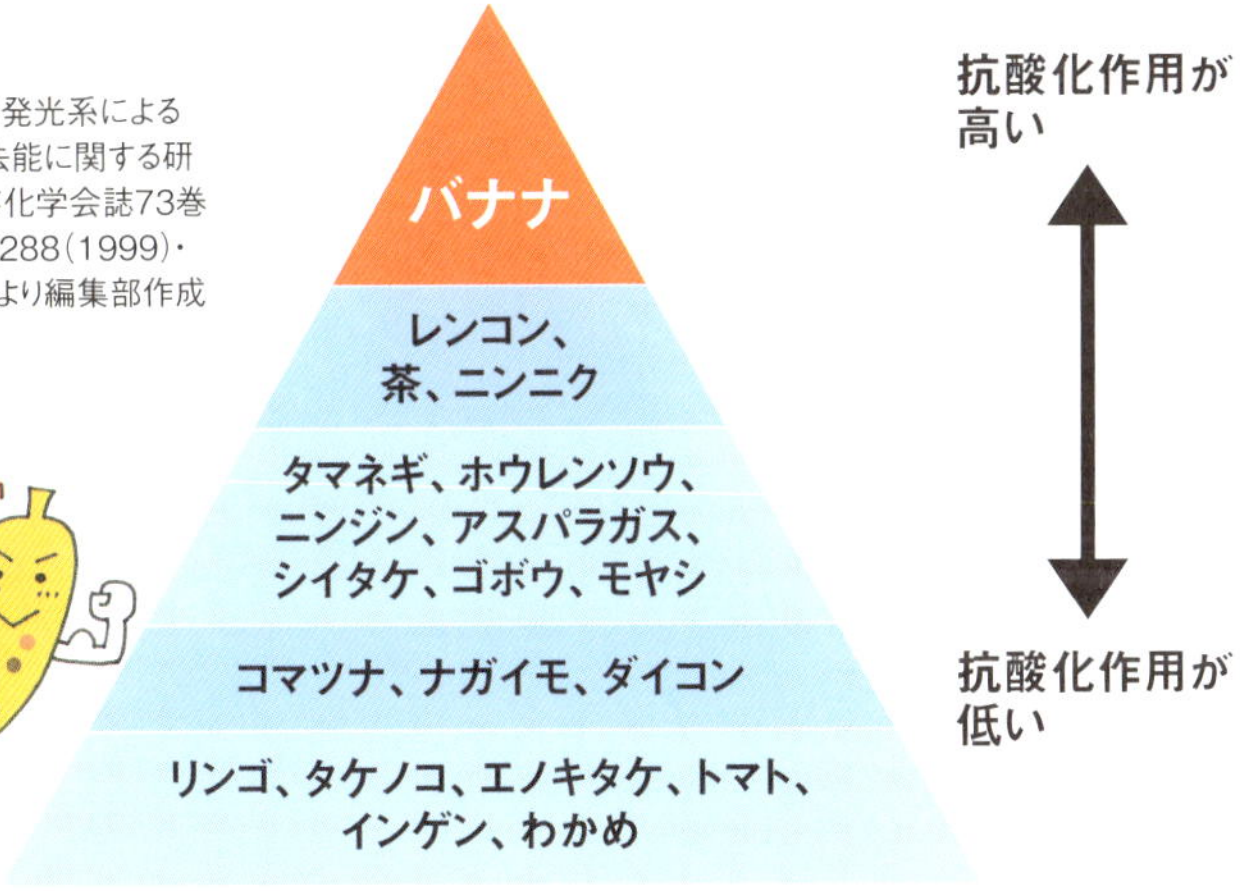

黒バナナは強力な健康食材の王様!!

- **酵素**が増える
- **抗酸化作用**が高まる
- 腸内の悪玉菌を増やす
- **ショ糖が減る**
- **GI値**が下がる

これによって、病気に強く、疲れにくい体、
太りにくく、美しい体になる!

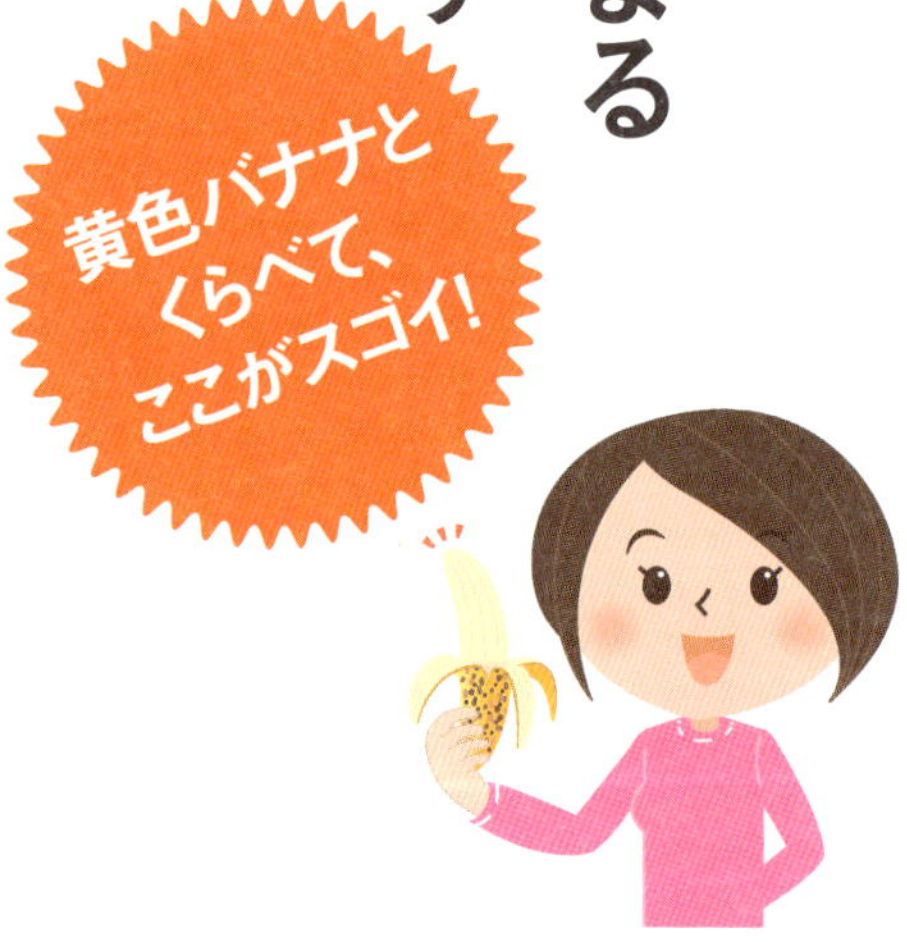

黒バナナで
さまざまな症状の改善に効果が!

高血圧

糖尿病

がん予防

疲れ

肌トラブル

花粉症などの
アレルギー

不眠

高
コレステロール

ダイエット

便秘

肩こり・腰痛

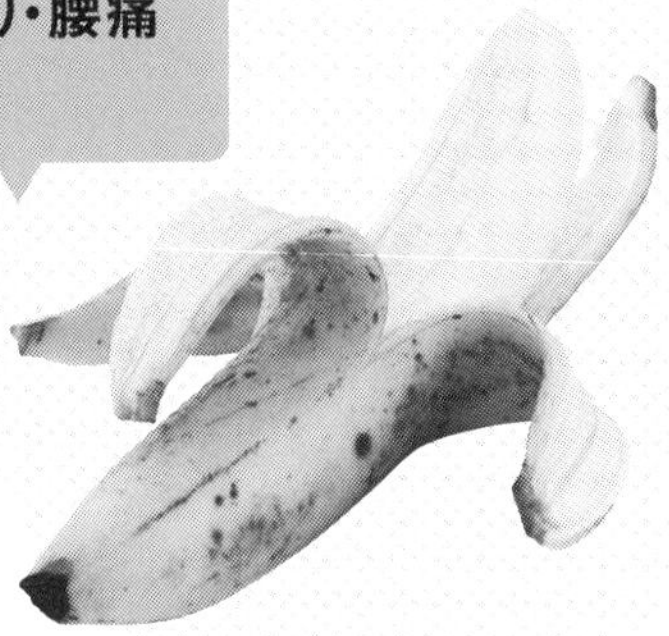

はじめに

黒くなったバナナは、天然のサプリメントです。

「黒バナナってなんだろう?」

本のタイトルを見て、おそらくみなさんは疑問に思われたことでしょう。

黒バナナというのは、なにも特別なバナナではありません。

もとはスーパーなどでふつうに売られている、黄色いバナナです。

時間がたち、熟成が進むにつれて、バナナの皮には「シュガースポット」という黒い斑点が出てきます。

この斑点《はんてん》が、全体の40~60%程度までに広がった状態のバナナを、私は「黒バナナ

ナ」と呼んでいます。

店頭でバナナを買うとき、多くの人は「見た目がきれいだから」という理由で、黄色いバナナを選ぶのではないかと思います。

また「新鮮なうちに」と、皮が黄色いうちに急いで食べてしまったり、逆に皮が黒くなったバナナを、中身を確かめもせずに、「傷《いた》んでいるのでは」と捨ててしまったりする人もいるでしょう。

しかし、それは実にもったいないことです。

バナナはもともと、酵素《こうそ》、食物繊維、ビタミン、ミネラルなどをたっぷり含む、体にいい「パワー食材」ですが、時間がたち、熟成すればするほど発酵が進み、酵素が増え、抗酸化作用が高まります。

つまり、**「皮が黒くなった状態」のバナナは、黄色いバナナよりも健康効果がすぐれた「ウルトラパワー食材」**といえるのです。

なお、実際に黒バナナを毎日1～2本食べ続けたかたからは、次のような感想が寄せられています。

「便が毎日スッキリ出るようになった」
「重量感のある便が出て、においもくさくなくなった」
「体重や体脂肪が落ちてきた」
「肌の調子がいい」
「疲れにくくなった」
「よく眠れるようになった」
「男性機能が回復してきた」

これらはすべて、黒バナナによってもたらされた効果です。
さらには、こんな声も聞かれます。

「高めだった血圧が安定した」

「血糖値が下がった」

近年、高血圧、肥満といった生活習慣病や、花粉症、アトピー性皮膚炎など、かつて日本であまり見られなかった病気にかかったり、症状を訴えたりする人が増えています。

これらのおもな原因は、「食生活の変化」にあります。

技術や利便性が高まったことで、私たちはおいしいものを、いつでも安く食べられるようになりました。

ただ、それが一方で、食べすぎや栄養の偏《かたよ》りを招いています。

また、糖質が多かったり、コレステロール値が高かったり、添加物《てんかぶつ》が多く含まれていたり、体によくない影響を与える食べものもたくさんあります。

さらに**「『体にいい』と思っていた食べものが、実はよくなかった」「『健康にいい』と思っていた習慣が、逆に体をいじめていた」**ということが、世の中にはたくさんあります。

たとえば、以前は「朝食をしっかりとらないと、パワーが出ないし健康にもよくない」といわれていました。

しかし最近では、「朝は排便《はいべん》を促す時間であり、食べたものを消化することにエネルギーを費やすべきではない」という考えが有力となりつつあります。

このように朝食をしっかりとることで、かえって活力が奪われ、体が疲弊してしまうのです。

とはいえ、「朝食をしっかりとる」習慣が身についてしまっている人が、急に朝食を断つのは、なかなかむずかしいでしょう。

同様に、それが好物であれば、「体に悪い食べものだ」とわかっていても、やめるのはむずかしいはずです。

そんなとき、大きな効果が期待できるのが、黒バナナです。

黒バナナは栄養価が高く、しかも代謝を促す作用があります。

悪いものを体外に排出し、いいものを習慣的にとり入れれば、健康状態はかなり違ってくるはずです。

インフルエンザや脳梗塞《のうこうそく》といった冬に多い病気の予防にも効果を発揮します。

しかも熟してから時間がたち、見た目もあまり美しくないため、黒バナナは黄色いバナナより安く手に入ります。青果店やスーパーでは、シュガースポットがあらわれたバナナは「新鮮ではない」とみなされ、値段が半額になることもあります。

『ゲゲゲの鬼太郎』などで知られる漫画家の故・水木しげるさんは、ヒット作に恵まれずお金に困っていたころ、値段が下がった黒バナナを買って、よく食べていたそうです。

私自身、研究に明け暮れ、お金がなかった若いころ、半額になった黒バナナをよく食べていました。そして、黒バナナのよさを知っているいまは、割引になった黒バナナをあえて買うようにしています。

また「シュガースポット」が多い**黒バナナは、黄色いバナナにくらべて、甘味も増**

しています。

健康によく、家計にやさしく、おいしい。

「一石三鳥」の黒バナナを、日々の食事にとり入れない手はありません。

本書には、黒バナナのメリットからおいしく食べるためのレシピまで、あますところなく記しています。

みなさんに黒バナナの魅力を知っていただき、病気知らず、医者いらずの健康体を手に入れていただければ、これほどうれしいことはありません。

鶴見隆史

1日1本で医者いらずになる　黒バナナ健康法

CONTENTS

第2章

【体験レポート】黒バナナでこんなに変わりました!

第3章

黒バナナで医者いらずに
高血圧、糖尿病、不眠など12の症状に効果的！

第4章 おいしく食べるための上手な熟成方法

黄色バナナから黒バナナへ

第5章

おいしくて体にいい！黒バナナかんたん美味レシピ

CONTENTS

第6章

健康で長生きするための "鶴見式" 生活習慣術

第1章

食べるなら黒バナナの理由

熟成で栄養成分がパワーアップ!

バナナは栄養素の宝庫！

黒バナナはなぜ、体にいいのか。
まずはその理由を、かんたんに紹介しましょう。

黒バナナが健康に与える効果はたくさんありますが、それらは「バナナ自体がもつ栄養素による効果」と「黒バナナならではの効果」の2つに大きく分けることができます。

バナナはそもそも、次のような栄養素をたっぷり含む「パワー食材」です。

- **酵素（アミラーゼ、スクラーゼなど）**
- **食物繊維**
- **ビタミン（A、B_2、B_6、C、Eなど）**

・ミネラル（カリウム、マグネシウム、亜鉛、カルシウムなど）
・抗酸化物質（ポリフェノール類、β-カロテン、β-クリプトキサンチンなどのファイトケミカル）
・オリゴ糖
・アミノ酸（トリプトファン、ヒスチジン、バリンなど）

あとで詳しくお話ししますが、**これらの栄養素はいずれも、健康で美しい体をつくり、維持するうえで欠かせないものばかり**です。

ただでさえすごいバナナの栄養は、熟成が進み、黒くなると、さらにパワーアップします。なぜなら、黒バナナには、黄色いバナナにくらべて、

・酵素がさらに増える
・肥満になりやすく、腸内の悪玉菌を増やすショ糖が減る
・GI値が下がる

・ファイトケミカル（抗酸化物質）が大幅に増える
・オリゴ糖がさらに増える

といった特長があるからです。
しかも、1本90キロカロリーくらいと、信じられないくらい低カロリーです。
では、それぞれの栄養素の働きや効果について、見ていくことにしましょう。

熟成して酵素が増える黒バナナは「健康食材の王様」

バナナはもともと、ほかのフルーツや生野菜、みそ、納豆などと同様、酵素を含んでいますが、熟成して**黒バナナになると、さらに酵素が増え、健康効果が高まります。**

フィリピンやエクアドル、台湾などで収穫されたバナナは、まだ青いうちに出荷されます。

黒バナナがなぜいいのか?

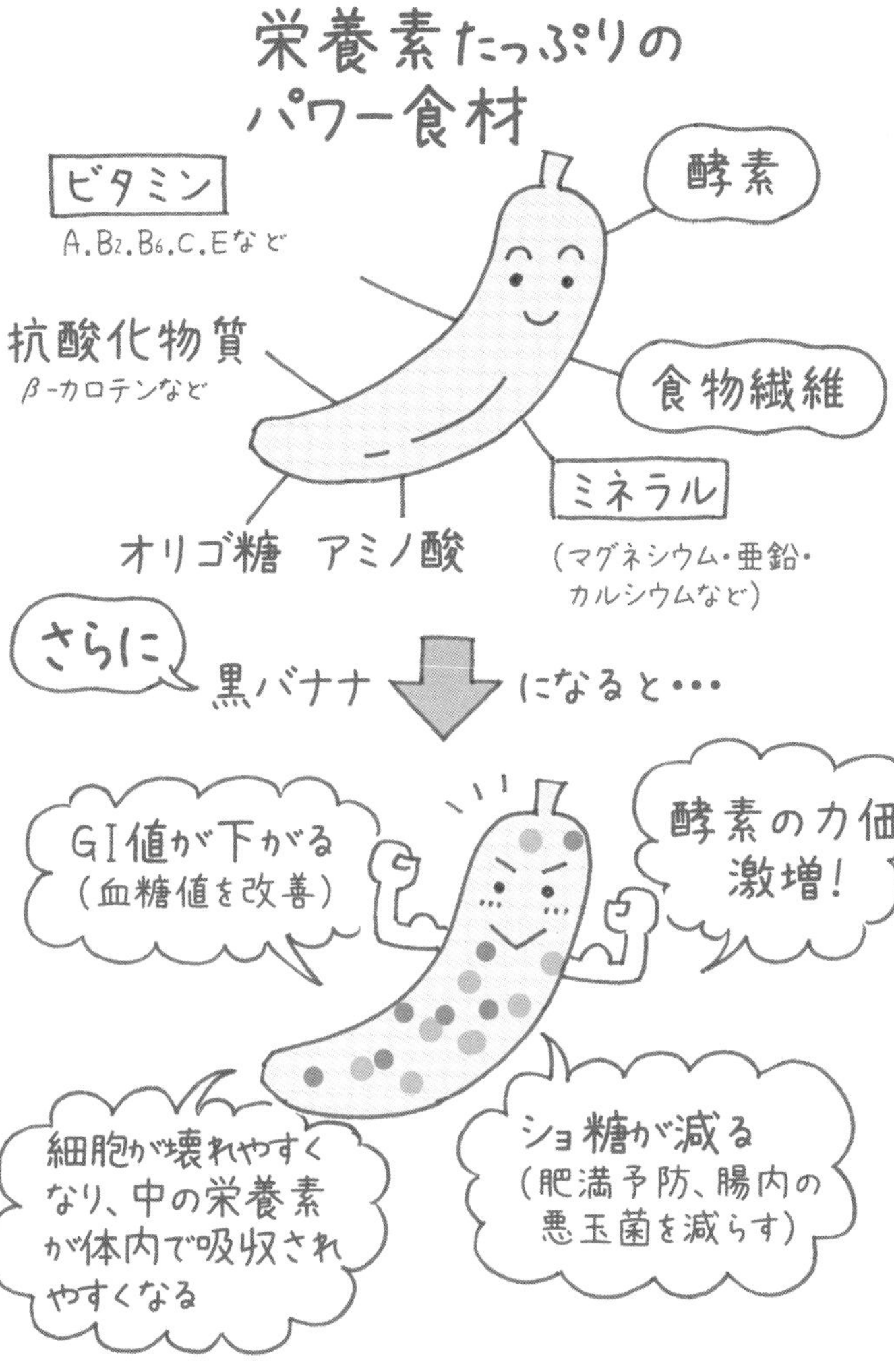
栄養素たっぷりの
パワー食材
ビタミン
A.B2.B6.C.Eなど
酵素
抗酸化物質
β-カロテンなど
食物繊維
ミネラル
オリゴ糖
アミノ酸
(マグネシウム・亜鉛・カルシウムなど)
さらに
黒バナナ
になると・・・
GI値が下がる(血糖値を改善)
酵素の力価激増!
細胞が壊れやすくなり、中の栄養素が体内で吸収されやすくなる
ショ糖が減る(肥満予防、腸内の悪玉菌を減らす)

その後、バナナは、エチレンガスが充満するコンテナの中で、黄色くやわらかく、甘くなっていきます。

すっかり黄色くなったバナナは、店頭に並べられてからも、発酵は進み、酵素がどんどん増えていきます。

やがてバナナの皮には「シュガースポット」と呼ばれる黒い斑点があらわれ、こちらも時間がたつにつれて増えていきます。

つまり、バナナの酵素の量は、シュガースポットの量に比例しており、バナナが黒ければ黒いほど、酵素の量も増えてくるということになります。一説には、発酵によって酵素の働きは10～100倍ほどアップするといわれています。

しかも発酵が進むと、細胞の膜が壊れやすくなります。

私はフルーツや野菜を食べるとき、できるだけジュースにしたり、すりおろしたりするようにしています。

それによって細胞の膜が壊れ、中にある酵素などの成分が、体内で吸収されやすくなるからです。

しかし、黒バナナの場合、すでに細胞の膜が壊れやすくなっているため、わざわざすりおろす必要はありません。

酵素が増えてパワーアップし、吸収されやすい状態になっている「黒バナナ」は、まさに「健康食材の王様」といえるでしょう。

ではなぜ、酵素が多い食品は、健康にいいのでしょうか。

それを知るためには、人間の体の仕組みと酵素の働きを理解する必要があります。

消化や代謝の働きを高め、健康体のカギを握る酵素

健康な体をつくり、維持するうえで、なによりも重要なのが「代謝《たいしゃ》」です。

代謝とは、「ある物質が違った物質に転換する反応」です。わかりやすくいうと、食べものから得た栄養素をエネルギーなどさまざまな形に変えて利用したり、古くなった細胞を取り替えたり、余分なものを体外に排出したりする仕組みのことです。

なお代謝は、次の4つに大きく分けることができます。

①エネルギーをつくり、体を動かす代謝――食べものを消化・吸収してエネルギーに変える仕組みです。この代謝が活発におこなわれ、エネルギーが効率よく生産されれば、体が正常に働きます。また、その過程で炭水化物や脂質が燃えるため、疲れにくく、太りにくい体質にもなります。

②新陳代謝――体の組織や細胞を新しいものに入れ替えたり、再生したりする仕組みです。新陳代謝が活発だと、血液や肌、髪の毛など、全身の細胞がどんどん生まれ変わるため、健康で美しい体を維持しやすくなります。

③排せつと解毒の代謝――体内にある余分なものを、汗や尿、便として、体外に排出する仕組みです。アルコールの毒が分解されるのも、酵素の働きによるものです。老廃物がスムーズに排せつされれば、腸内環境が良好になります。

代謝の4つの働き

1 エネルギーをつくり体を動かす代謝

疲れにくい体
太りにくい体に!

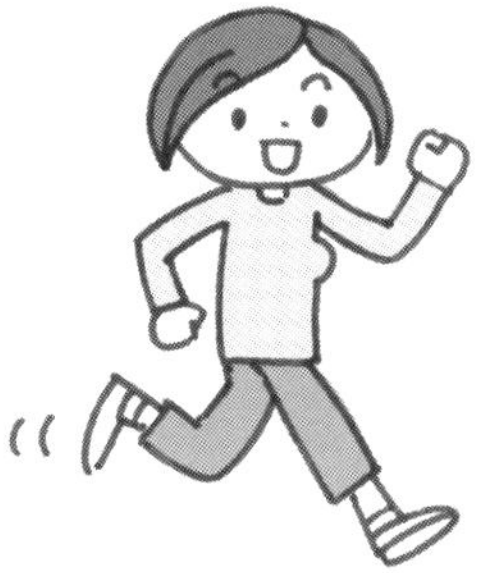

2 新陳代謝

血液や肌、髪の毛も美しく!
全身の細胞がイキイキ!

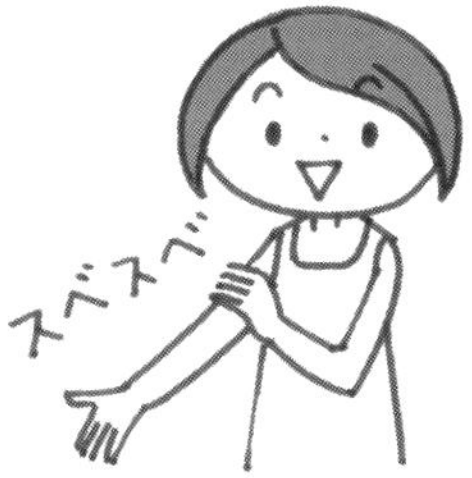

3 排せつと解毒の代謝

不要なものを排せつし
体の中から健康に!

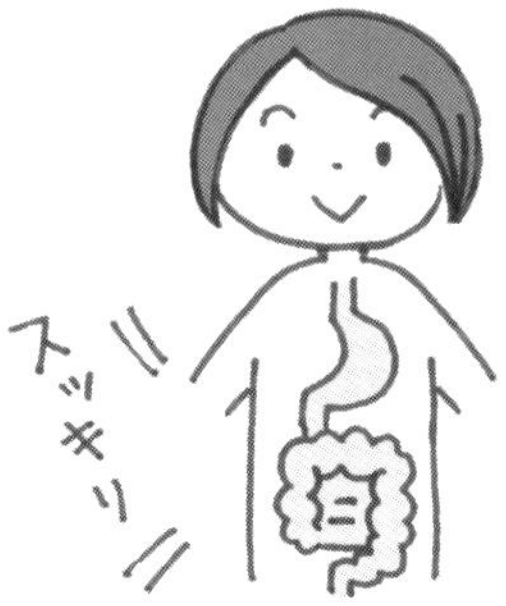

4 免疫力と修復力を高める代謝

傷ついた細胞の修復をし、
外からくる敵にも強くなる!

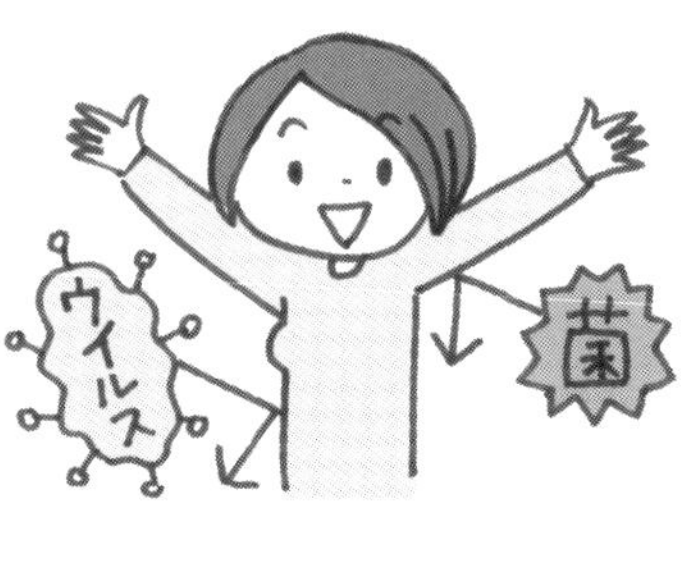

④免疫力と修復力を高める代謝――この代謝が悪くなると、かぜからがんに至るまで、あらゆる病気にかかりやすくなります。また、ストレスにも弱くなります。代謝が正常におこなわれることで、病気に対する免疫力や、ケガや弱った細胞を修復する働きが高まるのです。

このように、代謝は私たちの生命活動のすべてに関わっており、代謝が活発におこなわれているかどうかが、健康状態を大きく左右します。

そして酵素は、代謝を担《にな》う「実働部隊」なのです。

たとえば、デンプンは唾液《だえき》などに含まれる「アミラーゼ」という消化酵素によって体内に吸収されやすいブドウ糖や果糖などに分解されます。また、アルコールは肝臓で、解毒酵素によって無毒化されます。

たんぱく質の合成やホルモンの合成にも、酵素がかかわっています。

また、ファイトケミカルという最高の抗酸化物質は、酵素なしでは働きません。

つまり、酵素とは生命力そのものであり、私たちが健康で元気にすごせるのも、酵素があるからなのです。

体内の酵素はどんどん減っていってしまう

私たちの体内では、日々、消化酵素や代謝酵素が生産されています。

これらは夜、寝ているあいだに全身の細胞でつくられ、すい臓に貯蔵されます。

しかし、なんらかの原因によって酵素の量が減り、働きが阻害されると、代謝機能がおとろえ、健康にも影響が及ぶようになります。

夜更《よふ》かしや疲労、運動不足などによっても、酵素の生産や働きは阻害されますが、とくに大きな原因として、まずあげられるのが「加齢《かれい》」です。

体内の酵素の量は、年齢とともに少なくなります。

生まれたばかりの赤ちゃんの酵素量は、高齢者の数百倍もあるといわれています。酵素をつくる力は20歳でピークを迎え、40歳を超えると急激におとろえることがわかっています。

さらに、**酵素そのものの力も、年をとると弱くなります。**

中年になると「疲れが抜けなくなった」とか「お酒が翌日まで残る」という人がいますが、それは酵素の量やパワーが減少してきたからです。

次に原因としてあげられるのが、食生活の乱れです。

現代人は、全体的に「食べすぎ」の傾向にあります。

こう書くと、おそらくみなさんの中には「自分は1回の食事量も少ないし、1日3度の食事以外、間食もほとんどしない」という人もいるでしょう。

しかし実は、「1日3度の食事」というのが、すでに多すぎるのです。

私は、朝はまったく食べないか、食べたとしても黒バナナもしくは黒バナナジュースなどのフルーツのみにするべきだと考えています。

食べものを多くとると、それだけ消化作業が大変になり、消化酵素が大量に消費されることになります。

また、動物性たんぱく質や高ＧＩ食、悪い油、添加物や人工甘味料などが入った食べものも、必要以上に消化酵素を消費します。

ところが、体内では、酵素は1日に一定の量しかつくられません。これは酵素生産能力がある程度決まっているからですが、食事に消化酵素が大量に使われれば、その分だけ、代謝にまわせる酵素が減ってしまいます。

すると、新陳代謝や排せつ、解毒がうまくおこなわれなくなり、さらに免疫力が低下するため、体調を崩したり、病気にかかったりしやすくなります。

常に健康でいるためには、まずは少食を心がけ、添加物などを避け、代謝にまわせる酵素を減らさないようにすることです。

そして、加齢や生活習慣の乱れ、食生活の乱れなどによって**減っていく酵素を、食べものによって補うこと**が大事です。

なお、食べものに含まれる酵素は、48~60度の熱で効力を失ってしまいます。

そのため、フルーツや生野菜、生魚などを積極的にとる必要があるのですが、とくにオススメしたいのが、黒バナナです。


バナナは季節を問わず安く手に入り、皮をむくだけですぐに食べられます。

しかもアミラーゼなど、さまざまな酵素が含まれており、前にも述べたように、黒バナナになれば、さらに酵素が増えるのです。

バナナには、2種類の食物繊維が含まれている

さて、バナナには、ほかにも体にいい、さまざまな栄養素が含まれています。

なかでもとくに重要なのが「食物繊維」です。


人間の体にはさまざまな消化酵素が存在し、たいていの食べものは、なんらかの酵

素によって分解されます。

しかし、どうしても消化されず、最後まで残るものがあります。

それが、食物繊維です。


食物繊維は炭水化物の一種ですが、バナナの5分の1は炭水化物であり、そのうちの3分の1が食物繊維といわれています。

バナナの皮をむくと白いスジがあらわれますが、あのスジも食物繊維です。

もちろん、食べても害はありません。

「苦いから」と、あのスジを取ってしまう人が多いのですが、私はできれば食べたほうがいいと思います。


かつて食物繊維は「食べ物のカス」とされ、栄養的にも、健康を考えるうえでも、まったく注目されていませんでした。

しかし、いまでは、食物繊維は「カス」どころか、健康に欠かせない成分であることが広く知られています。

食物繊維の重要性を世界に広めたデニス・バーキット博士は、「すべての成人病の根源は、今世紀の食生活が繊維を失ったことにある」とまでいっています。

なお、「食物繊維」とひと口にいっても、イヌリン、ペクチン、フコイダン、アルギン酸、セルロース、グルカン、キチン・キトサンなど、さまざまなものがあります。

これらは「水に溶けるもの」と「水に溶けないもの」の2種類に大きく分けることができ、それぞれ違った役割を果たしています。

そして、バナナには、両方の食物繊維が含まれているのです。

水に溶ける食物繊維はコレステロールを減らしてくれる

まず、水に溶ける食物繊維は、水を吸うと粘り気が出てゼリー状にふくらみ、便をやわらかくするほか、次のような働きをします。

①血液中や肝臓内のコレステロールを減らす

ゼリー状になった食物繊維は余分な胆汁酸《たんじゅうさん》を吸着し、便といっしょに排出されます。胆汁酸が減ると、それを原料とする悪玉のコレステロールも減少します。すると、相対的に善玉のコレステロールが増えて血液がサラサラになり、動脈硬化や心筋梗塞《こうそく》、脳梗塞、胆石などの予防につながります。

②糖尿病の予防

ゼリー状になった食物繊維によって糖分がゆっくり吸収されるため、血糖値の急激な上昇を防いでくれます。

③高血圧の防止

ゼリー状になった食物繊維がナトリウムを吸着し、便といっしょに排出されます。

④善玉菌を増やし、腸内環境のバランスを良好にする

これは最大のメリットのひとつです。

⑤体の免疫力を高めてくれる

最近になってわかったことですが、腸内には食物繊維をエサにする細菌がいて、この細菌は短鎖脂肪酸《たんさしぼうさん》という物質を生み出します。短鎖脂肪酸は、荒れた腸の壁の細胞を修復したり、体内の免疫力を高めたりしてくれます。

善玉菌自体も免疫を強化してくれるのですが、この短鎖脂肪酸の出現も免疫をきわめて強くします。小腸の免疫力は、なんと全身の70％にも及ぶのです。

一方、水に溶けない食物繊維にも、大事な役割があります。

その役割とは「理想的な便をつくること」です。

本来、1日あたりの便量は300〜400gであること、そして、便が太く長く、水に浮くことが理想的であるといわれています。

実際、50年ほど前の日本では、多くの人はそのような便を出していました。ところが現在、日本人の1日あたりの便量は、130〜180gほどといわれています。理想的な便量の、約半分です。

しかも近年、便秘を訴える人が増えています。

体内にとり込まれた食べものは、酵素によって吸収されやすいかたちに分解され、

水に溶ける食物繊維の働き

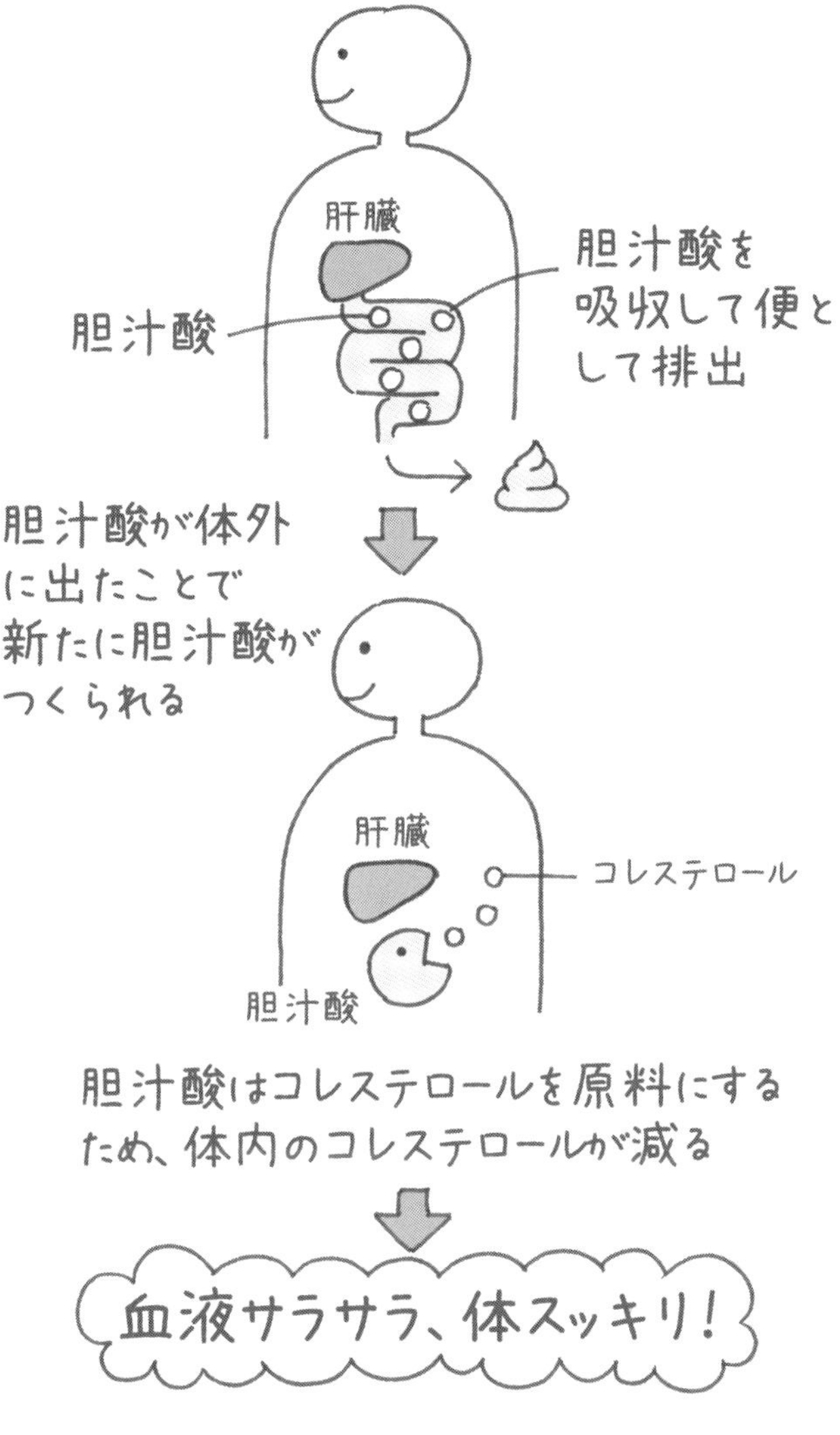

全身の細胞に運ばれ、体にとって不要な「食べかす」は、便や尿となります。

つまり、食事をすれば便が出るのが当然なのですが、現在の日本では、1日1回以上のお通じがある人は、5人にひとりもいないといわれています。


もちろん、ストレスや運動不足なども便量の減少や便秘に関係していますが、いちばんの原因はやはり、「食物繊維が足りていないせい」だと私は思います。


水に溶けない食物繊維は、水分を含んで倍から数十倍にふくれ、便を大きくします。

そのかたまりが腸の壁を刺激し、排便を促します。

食物繊維が多ければ多いほど、便は大きくなり、しかも水を含んでいるためやわらかく、排せつされやすくなります。

さらに、この大きな便は、腸内に残っている宿便や、体に有害な物質を吸着し、体外へ押し出します。

水に溶けない食物繊維は、腸内をきれいにするために必要不可欠なのです。

水に溶けない食物繊維の働き

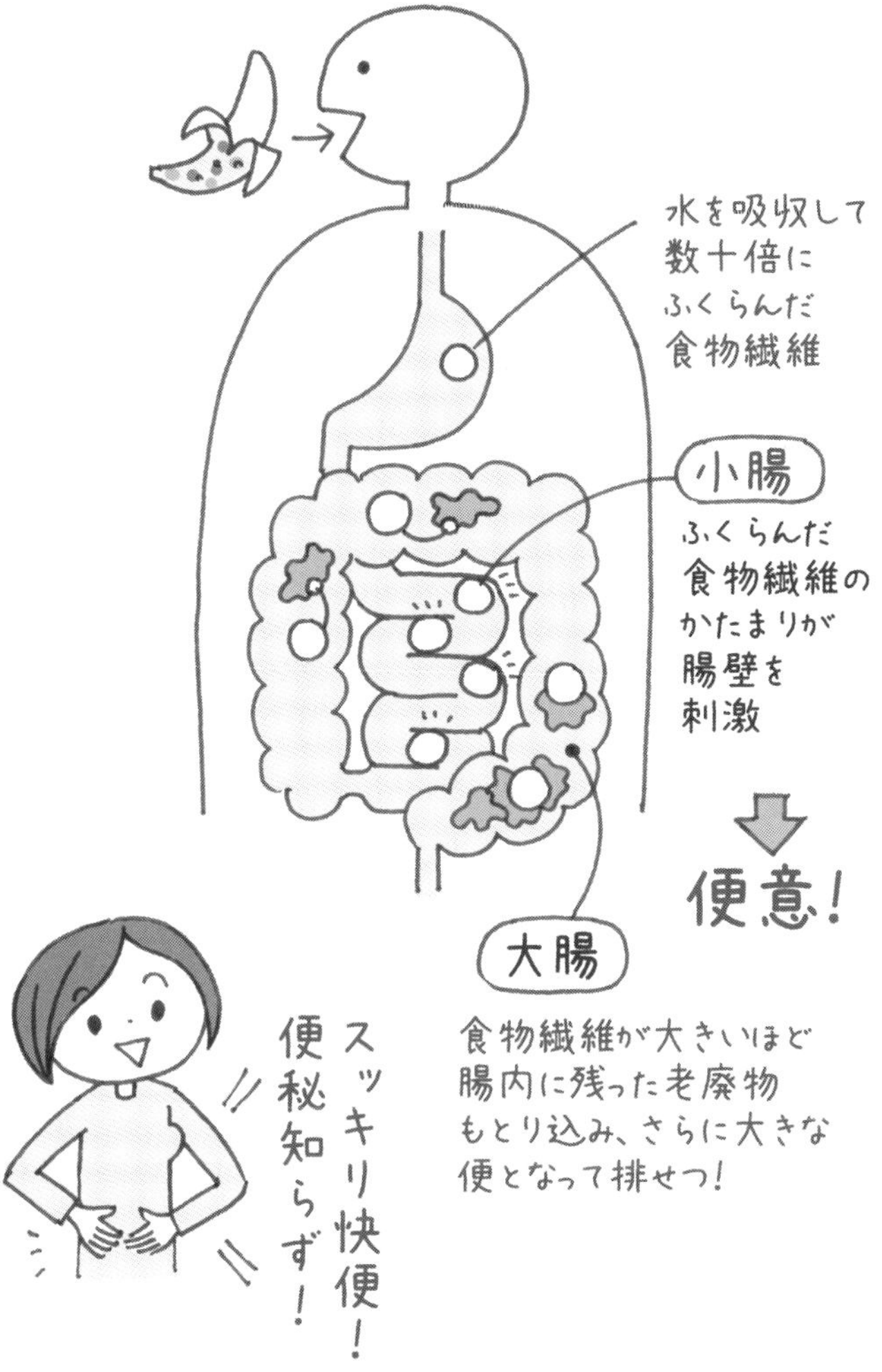

「酵素」+「食物繊維」のWパワーが、黒バナナの最大の魅力

すでに述べたように、黒バナナには、黄色いバナナよりもさらに多くの酵素が含まれています。

一方、バナナには、もともと多くの**「食物繊維」が含まれています。**

私がみなさんに黒バナナを強くオススメするのは、この**「酵素」+「食物繊維」のWパワーが、現代人の健康や美容にとって、必要不可欠だからです。**

私は、「腸こそが健康の源である」と考えています。

腸の中には、無数の細菌が存在しています。

一つひとつは目に見えませんが、その数は1000兆にのぼり、合わせると重さが1・5kgにもなるといわれます。

腸内の菌は、大きく3種類に分けることができ、それぞれ「善玉菌」「悪玉菌」「日和見菌《ひよりみ》」と呼ばれています。

日和見菌は、善玉菌が多いときは善玉菌に、悪玉菌が多いときは悪玉菌になります。

3つの菌の理想的なバランスは、善玉菌が27%、悪玉菌が3%、日和見菌が70%とされていますが、なんらかの原因でこのバランスが崩れると、日和見菌が一気に悪玉菌になります。

腸内細菌のバランスが崩れる最大の原因が、「消化不良」や「便秘」です。

本来、食べものによってとり込まれた栄養素は、さまざまな酵素の働きで細かく分解され、腸壁を通り抜けて血管に入り、全身に運ばれます。

ところが、食べすぎたり、添加物など消化しにくいものを多くとったり、あるいは加齢などで酵素が減り、消化機能がおとろえたりすると、胃や腸は、それらをきちんと分解できなくなります。

その結果、食べものは栄養になることなく、消化不良のまま、大腸に送られます。

一方、大腸には、分解の末に残ったカス、つまり、便もあります。

毎日、大きな便がつくられ、排せつされていればいいのですが、すでに述べたように、現代人の便量は非常に少なくなっており、便秘に悩む人が増えています。

そうなると、大腸内には排出されない残留物がどんどんたまり、これらが悪玉菌を増やしていくのです。

悪玉菌は「腐敗菌」とも呼ばれ、腸を腐敗させ、アンモニアや硫化水素などの有害物質を発生させます。

この有害物質は血液に入って体の隅々にまで運ばれ、全身の臓器や細胞に悪影響を及ぼし、さまざまな病気の原因となります。

「はじめに」でも触れたように、近年、かつての日本ではあまり見られなかったような病気にかかったり、症状を訴えたりする人が増えています。

私は、食生活の乱れからくる腸内環境の悪化に、その原因があると考えています。

腸が腐敗すると、こんな病気にかかる

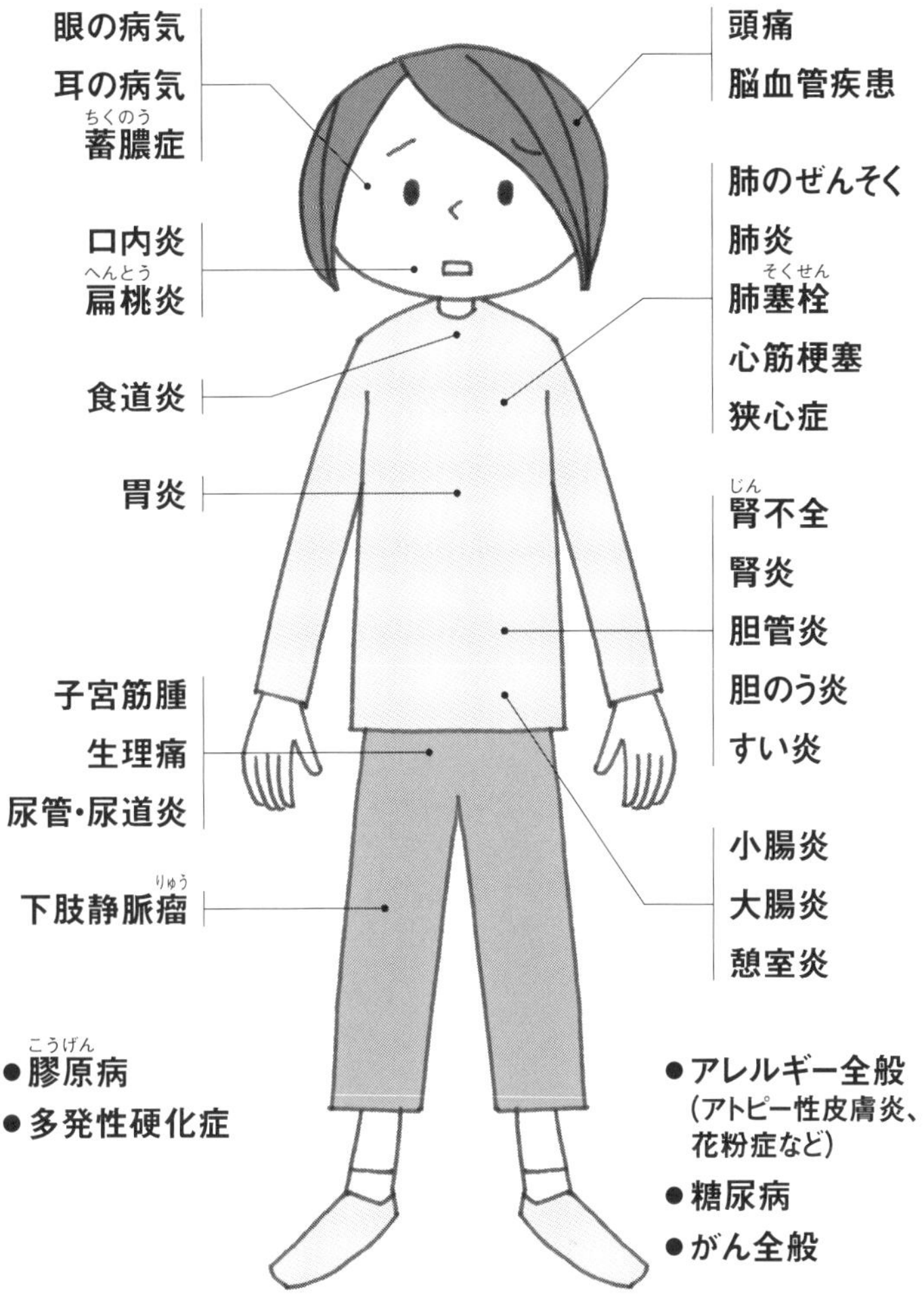

黒バナナの酵素は食べものの消化を助け、2種類の食物繊維は便や有害な物質を腸内から一掃してくれます。

黒バナナは腸内環境を整え、病気の「本当の原因」を改善してくれる、まさに最強の健康食材なのです。

ビタミンB群は肥満防止や疲労回復、美肌維持に効果

なお、酵素と食物繊維のほかにも、バナナにはたくさんのすぐれた栄養素が含まれています。

これらが健康や美容面にもたらすメリットについても、ひと通り紹介します。

まず、ビタミンB群。

バナナにはビタミンB_1、B_2、B_6、ナイアシン（B_3）、パントテン酸、ヨウ酸といったビタミンB群がバランスよく入っています。

しかもその量は、フルーツや野菜の中でもトップクラスだといわれています。

ビタミンB群も、健康や美容を維持するうえで、重要な働きを担っています。

食べものには脂質、糖質、たんぱく質といった三大栄養素が含まれています。それらは体内に入ると酵素によって分解され、一部は骨や筋肉、内臓、血液など、体を構成する細胞になり、一部は体を動かすエネルギーになり、一部はそれを補助する役割を果たし、一部は不要なカスとして排せつされます。

たんぱく質を骨や筋肉に変えたり、脂質や糖質をエネルギーに変えたりするうえで、重要な役割を果たしているのがビタミンB群です。

ビタミンB群が不足すると、体内にとり込まれた栄養素たちが有効な物質やエネルギーとして消費されず、脂肪に変わってしまいます。

不要な脂肪をため込まないためには、ビタミンB群が必要不可欠なのです。

ちなみに、糖質をエネルギーに変えるビタミンB群には、疲労を回復する効果もあります。

一方、**ビタミンB群は「美容ビタミン」とも呼ばれています。**

ビタミンB群は酵素などとともに、代謝をサポートする働きをし、とくにB_3やB_6は細胞や組織を修復したり、生まれ変わらせたりする際に大きな力を発揮します。

また、血液の循環などもよくするため、細胞そのものが元気になります。

第2章の体験レポートで紹介しますが、黒バナナを食べ続けることで肌の調子がよくなったり、髪がうるおいをとり戻したりするのは、そのせいです。

なお、紫外線を浴びることで活性酸素が多くなると、それがシミやそばかすの原因になります。

しかし、ビタミンB群やファイトケミカルを十分にとると、肌自体が紫外線に抵抗できるほど元気になり、シミやそばかすができにくくなります。

ミネラルが体の機能や水分バランスを正常に保つ

バナナには、ミネラルも豊富に含まれています。

ミネラルは、ビタミンと並んで「微量栄養素」といわれています。

人体の95～96％は「炭素」「水素」「窒素」「酸」の4つの元素でできており、残りの4～5％がミネラルです。

割合としてはきわめて少ないのですが、ミネラルがなければ体はうまく機能しません。

ミネラルは、筋肉をスムーズに動かしたり、神経の情報伝達を助けたり、酵素の働きをサポートしたりします。

また、体内の水分バランスなどの調節もおこないます。

カルシウムや鉄のように、骨や歯、血液の一部やホルモンになるものもあります。

このように、健康を維持するうえで必要不可欠なミネラルですが、実は体内ではつくられません。**食べものからとるしかないのです。**

ちなみに、バナナはカリウムを豊富に含むフルーツとして知られています。

100gあたりのカリウム含有量は、リンゴ110mg、ミカン150mg、イチゴ170mg、ピーマン190mg、比較的カリウムを多く含むニンジンやゴボウでも260mg、210mgですが、バナナには360mgも含まれています。

カリウムには、筋肉機能や心肺機能を調整したり、細胞内液の浸透圧のバランスを保ったり、高血圧をもたらす余分なナトリウムや老廃物を尿といっしょに体外に排出したりする働きがあります。

また、カリウムにはカルシウムが排出されすぎるのを抑制する働きもあります。**カリウムが不足すると、筋力の低下や不整脈、むくみといった症状がおこりやすくなります。**

カリウムは調理によって失われやすいミネラルであり、ゆでると30%も失われてしまいます。

もともと含有量が多く、生で食べられるバナナは、カリウムをとるにはベストの食品であるといえます。

なお、バナナに含まれるミネラルとしては、ほかにマグネシウム、リン、カルシウム、亜鉛などがあります。

体を「サビ」から守る、抗酸化物質

バナナには、抗酸化物質もたくさん含まれています。

抗酸化物質とは、文字通り、「酸化に抵抗してくれる物質」です。

金属の表面にサビが生じるのは、空気中の酸素と結びつき、酸化するためです。

同じように、体の細胞も酸化します。

私たちは酸素を吸って生きているため、ただ生活しているだけで、細胞はどんどん酸化し、劣化していくのです。

なかでも、細胞をもっとも痛めつけるのが、活性酸素です。

「活性」「酸素」というと、いかにも体にいい感じがしますが、**活性酸素は、実は健康や美容をおびやかす強敵です。**

活性酸素とは、わかりやすくいうと「酸化」のこと。もっというと「サビ」のことで、さらにいうと「腐る」ことです。

活性酸素には、ふつうの酸素の数百倍から数千倍もの酸化力があるから怖いのです。

生きているかぎり、人間の体には活性酸素が発生します。

活性酸素は、食べものからエネルギーを取り出すときにも発生しますし、細胞の新陳代謝をおこなうときにも、病原体から体を守るときにも発生します。

本来、活性酸素は、侵入してきた異物から体を守るためにつくられる成分なのですが、必要以上に増えると、体内の細胞や組織を攻撃してしまいます。

活性酸素は肌の老化を招き、シワなどの原因となるほか、がんや生活習慣病、さらには各種アレルギー疾患の原因にもなると考えられています。

活性酸素がとくに多く発生するのは、激しいスポーツをしたときや、ストレスがあるときです。

また、添加物の多い食品やタバコ、アルコール、汚染された空気、農薬・殺虫剤などの化学物質、家電やパソコンなどから出る電磁波も、活性酸素を過剰に発生させる原因だといわれています。

自分でも気づかぬうちに、私たちの体内では毎日大量の活性酸素が発生し、それが細胞や組織をサビつかせ、劣化（老化）や病気を招いているのです。

そんな恐ろしい活性酸素から体を守ってくれているのが、抗酸化物質であり、一部の酵素です。

抗酸化物質の中でも有名なのはポリフェノールですが、バナナには、このポリフェノール類をはじめ、β-カロテン、ビタミンA、ケルセチン、β-クリプトキサンチン、ミリセチン、ビタミンC、リコペン、ビタミンEなど、数多くの抗酸化物質が含まれています。

特筆すべきは、ビタミンB_6がとても多いことです。最近では、このB_6はB群の中でもとくに重要なものとされています。それはB_6がたんぱく質の代謝をおこなうからです。バナナには、このB_6がほかのフルーツよりも多いというすごい一面もあるのです。

なお、バナナに含まれる抗酸化物質の中には、血液内に悪玉コレステロールがたまるのを防ぐ働きもあります。

黒バナナならではの、低GI値で太りにくい体に

バナナには、ブドウ糖、果糖、ショ糖、オリゴ糖などの糖質が含まれています。フルーツの中でも糖質が多いバナナですが、黒バナナになることで、太りにくくなるのです。

スポーツ選手の中には、試合前にバナナを食べる人がいますが、これはバナナに含まれる糖質がエネルギーになるためです。

最初にブドウ糖が分解され、次に果糖、最後にショ糖、オリゴ糖といった具合に、糖質がエネルギーに変換される時間がそれぞれ異なるからです。

すぐにエネルギーになるものもあれば、ゆっくりとエネルギーになるものもある、という点が、マラソンなどの長時間のスポーツに向いているようです。

なお、**白砂糖の成分でもあるショ糖は肥満に影響する**という特徴があります。

また、ショ糖は腸内の悪玉菌を増やす働きもあるのです。

バナナは熟成すると、体にいい甘さになる!

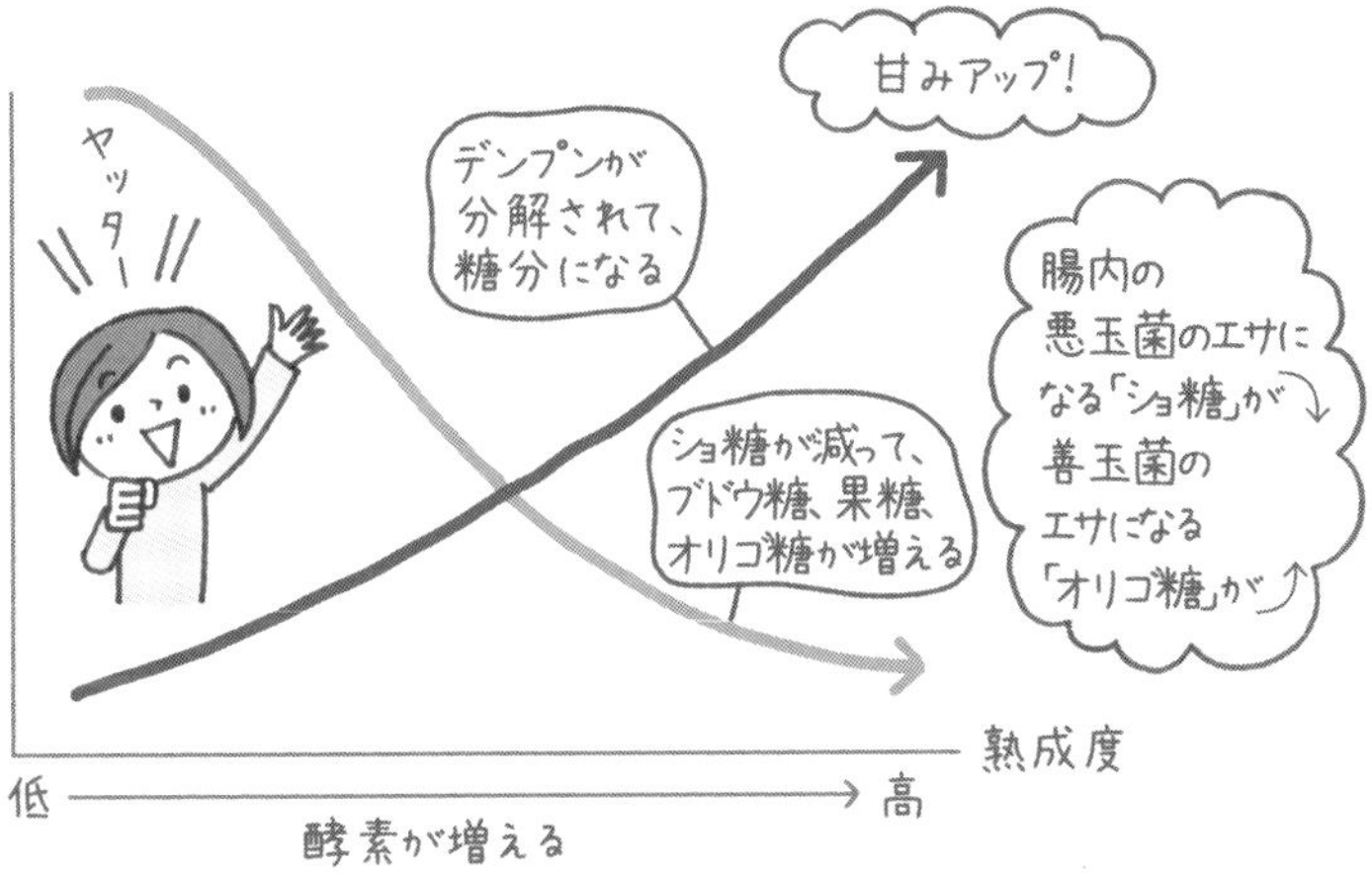
甘みアップ!
ヤッター
デンプンが分解されて、糖分になる
腸内の悪玉菌のエサになる「ショ糖」が↓
善玉菌のエサになる「オリゴ糖」が↑
ショ糖が減って、ブドウ糖、果糖、オリゴ糖が増える
熟成度
低
高
酵素が増える

→ 酵素の力で甘さの質が変わる

出典:弘前大学「バナナの追熟及び加熱調理による糖組成の変化」より編集部作成

黄色いバナナには、ブドウ糖や果糖が6割、ショ糖が4割程度含まれているのですが、黒バナナになると、ショ糖が1割以下に減り、ブドウ糖や果糖が増えます。

というのも、熟成が進むにつれ、バナナの中に含まれるスクラーゼという酵素が活性化し、ショ糖を分解するからです。

また、熟成することでバナナのデンプンが分解され、糖分に変わります。そのため、黒バナナは甘みが増すのに、その甘みは体にいい甘みになるのです。

黒バナナには黄色いバナナにくらべ、GI値が低いという特長もあります。

GI値とは、グリセミックインデックスの略で、ブドウ糖（グルコース）を100としたときの相対的な指標です。食後2時間以内に血糖値が140㎎／dlになる場合を「高GI」といい、GI値は70以上。2時間以内に血糖値が110㎎／dl以下ならば「低GI」といい、GI値は50以下。その中間を「中GI」といいます。

つまり、GI値が高い食べものは体内で糖に変化しやすく、したがって体重や体脂肪が増えやすくなります。

精白米のGI値は84、食パンは91、うどんは80です。

それに対し、黄色いバナナは55とかなり低いのですが、黒バナナになると、GI値は30にまで低下します。

これくらいの低GIだと、その吸収はきわめてゆっくりとなるため、理想的なエネルギー源といえます。ゆっくり吸収するということは、燃焼が持続することでもあり、それは活性酸素が出にくいことでもあります。さらにそれは、エネルギー効率がきわめて高いことでもあるのです。

つまり、もともとダイエット効果の高い黄色いバナナが黒バナナになることで、さらに脂肪がつきにくく、太りにくく、疲れにくくなる食材になります。

オリゴ糖がアップ!!

もうひとつ、黒バナナのすごい効能があります。

それは、黄色いバナナから黒バナナになることでオリゴ糖が増えることです。オリゴ糖は小腸に入ると、そこに棲《す》む乳酸菌やビフィズス菌のエサになり、その結果、腸内は善玉菌が優位になります。

１９９８年ごろ、小腸には全身の70％（大腸には10％）もの免疫力があると発表され、世界中がこれを認めました。

腸にこれだけ多くの免疫力があることは、腸にそれだけのリンパ球があったことから判明したのです。

この腸の免疫力のことを「腸管粘膜《ちょうかんねんまく》免疫」と呼びます。そして、この80％もの免疫を左右するのが腸の善玉菌でした。

こうして善玉菌のエサとなるオリゴ糖がクローズアップされてきたのです。同時にオリゴ糖を多く含む黒バナナのスゴさに、私は再注目したのです。

黒バナナは、黄色いバナナの10倍ほどオリゴ糖が増えます。あの黒い斑点（シュガースポット）は、「見えるオリゴ糖」といっても過言ではないのです。

第2章

【体験レポート】

黒バナナでこんなに変わりました!

01

5kg減量してウエスト5cm減小。血圧も30ミリ降下し正常化！

O・Hさん　女性　51歳　主婦・会社員

「朝食は元気の源《みなもと》」と信じていた私は、朝からご飯をおかわりしていました。仕事は事務職ですが、食べないと頭が働かないと思い込んでいたのです。

ジョギングをしたり、水泳をしたり、ママさんバレーに顔を出したりと、運動大好きの健康体です。でも、50歳を超えると、体力の低下を感じるようになりました。しかし、中学生と高校生の子どもが2人いるので、まだまだ病気になるわけにはいきません。

あるとき、友人に「少し血圧が高めなんだよね」というと、「黒バナナがいいらしいよ」と勧めてくれました。

そこで黒バナナを試すことにし、思いきって朝食は黒バナナ1本にしてみました。

私は身長が163cmで、体重は65kg、腹囲は76cmくらい。その直前に買ったジーンズのサイズは34インチでした。

黒バナナを食べてから、体重が落ちていくのがわかるので、体重計に乗るのが楽しみでした。

1か月で体重は3kg、ウエストは3cm減ったのです。

2か月たったいまはさらに減り、体重はマイナス5kg、ウエストはマイナス5cmになりました。2か月前に買ったジーンズがゆるくて落ちてきてしまうため、買い直したところ32インチでした。

「顔も小さくなった」と娘がいってくれるほどで、とくにあごの周りがスッキリして、ひと回り小さくなったようです。自分自身、洗顔していてもそれが実感できます。

心配していた血圧も、いまは正常値で落ち着いています。上が150ミリ(mm/Hg)台、下が100ミリ台だったのが、上が120ミリ台、下が80ミリ台になったのです。

便は1日1回、朝出ていましたが、その質が変わったように感じます。黒っぽかった便が茶色になってきて、バナナのような形の便が水に浮くことがよくあります。それは腸が健康な証拠らしいです。近ごろは1日2回出ることもあります。

さらに体が軽く感じられ、いまではジョギングを日課にするほど元気な私です。

02

黒バナナジュースのおかげで忙しい毎日でも疲れ知らず。肌荒れも解消!

Y・Sさん
女性 19歳
大学2年生

もう1年半くらい、毎朝、黒バナナジュースを飲み続けています。誰かに勧められたわけではなく、なんとなく始めて、それがいいので習慣になったという感じです。飲み始めたのは、大学に進学したころでした。高校時代はダンスの部活で毎日、激しく動いていました。全国大会にも出るほどでしたから、練習は超ハード。でも、部活を引退すると、受験勉強の日々が待っていました。筋肉も落ち、試験が終わったころには、部活をしていたときより、4kgも体重が増えていたのです。

第一志望の大学に合格して大学生になり、もとの体重に戻そうと始めたのが、黒バナナジュースでした。

私が毎朝飲んでいる黒バナナジュースは、黒バナナ1本に豆乳200ml、ココナッツオイルとハチミツ少々をミキサーにかけたものです。ココナッツオイルとハチミツは、あれば入れるという感じです。ほかにも、夏にはキウイやナシ、秋にはブドウ、冬にはミカンなど、季節のフルーツを入れるときもあります。

バナナを選んだのは、安いし、腹持ちがいいからです。

そして、何度か試しているうちに、黒くなったバナナのほうが甘味もあるし、いろいろな面で効果があるように思いました。豆乳を入れるのは、牛乳を飲むとおなかが痛くなるからで、「植物性のもののほうが健康によさそう」という思いも少しありました。

黒バナナジュースを飲み始めると、まず、おなかの調子がよくなりました。毎朝、快便です。朝食はジュースだけですが、量的には十分で、お昼も少なくてすみます。

黒バナナジュースは甘いので、スイーツを控えることにも役立っています。

その結果、2か月くらいで体重はもとに戻りました。52kgあった体重が、48kgまで減ったのです。体脂肪率も20%を超えてしまっていましたが、16%台まで落ちました。

ちなみに、私の身長は165㎝です。

それから**1年以上、この体重と体脂肪率を維持しています。**

もうひとつうれしいのは、肌がきれいになったことです。受験前は肌荒れがひどく、ニキビも増えてしまい、皮膚科に通うほどでした。でも、黒バナナジュースを飲み始めてからは、肌の調子のよさを実感しています。

大学生になってからは、お化粧をするようになり、おそらく肌には負担がかかっているはずなのに、いまは肌トラブルはありません。

現在は、フランス文学の勉強をしながら、体育会のマネージャーもしています。ほかにも、空いた時間はアルバイトをしているので、365日ほぼフル稼働しているような生活です。忙しい毎日でも元気にやっていけるのは、朝の黒バナナジュースの力が大きいと思っています。

食べすぎると体調が悪くなることなども、黒バナナジュースを飲むようになって感じるようになりました。このように腸の状態が自覚できるのも、黒バナナのよさですね。

03

4週間で2kgやせ、男性機能が回復した!

M・Yさん 男性 49歳 会社経営

「皮が黄色いバナナよりも健康にいい」と知人から聞き、黒バナナを1か月くらい前から食べ始めました。もともと体調は良好で、血圧も上が120ミリ台、下が80ミリ台と正常値で安定しています。体重は62・5kg、体脂肪率は15・7%(身長170cm)で、見た目はスリムなほうではないでしょうか。

仕事はデスクワークですが、朝夕30分ずつ、犬の散歩を日課にしています。週末は小学生にバレーボールの指導をしているので、体を動かしているほうだと思います。「あと2kgくらい落ちればうれしいな」と思いながら、毎日、朝夕に黒バナナを1本ずつ食べ続けました。

5日目くらいから、ある変化に気がつきました。朝の排便の際、便の状態がかなりよくなってきたのです。ほとんど毎晩お酒を飲むせいか、それまでは軟便なことが多く、外でトイレに行くのは気が引けるほどでした。

ところが、黒バナナを食べているうちに、しっかりとした硬さの便がスムーズに出るようになったのです。「スルスル〜、ストン」と、一度に2〜3本出る感じです。朝、便意をもよおすことで目覚めることも多くなりました。**「排便って、こんなに気持ちのいいものだったのか」と感動したほどです。**

毎日、体重計にも乗り、記録をつけました。4週間続けた時点で体重は60・6kg、体脂肪率は14・8%。体重はマイナス1・9kg、体脂肪率はマイナス0・9%と、ゆるやかですが、確実に減ってきています。ぜい肉はそれほどないはずなのに、短期間で減ったのには驚きました。

そして、思いがけないこともおこりました。**ここ数年なかった朝勃《だ》ちが復活したのです（笑）。**男性機能の回復まで自覚できたので、とてもうれしくなりました。

また、**妻からは「大きないびきが少なくなった」ともいわれました。**それまでは「途中で呼吸が止まることがある」といわれていたので、これも大きな変化です。

夕方にも黒バナナを食べるので、夕飯の量も減りました。

このように体調のよさを実感しているので、これからも黒バナナを食べ続けていきたいと思います。

04

ぐっすり眠れて疲れが残らない! 片頭痛も貧血の症状も軽快している

K・Fさん 女性 46歳 主婦

私の体型は身長156cm、体重49kg、ウエスト70cmで、体脂肪率は24%台ですが、太っているという自覚はありません。片頭痛と貧血の症状のほか、肩こりがあり、口内炎もよくできていました。また、夫とともにしているハウスクリーニングの仕事の際、めまいがすることがよくあります。それらの症状を少しでも改善したいと思っていました。

そんな私が夫とともに黒バナナを食べ始めて、1か月ほどたちました。まず、**食べ始めて10日後くらいから、片頭痛やめまいなど、貧血の症状が出ていないことに気がついたのです。**私にはとてもうれしい変化でした。

見た目の変化はありませんが、ウエストは2cm細くなりました。

また、お肌の調子がとてもいいのです。それはお化粧をするときにも、化粧を落としたときにも感じます。

そういえば、髪の毛もしっとりしているように感じます。朝ブローするときに、ブラシの通りがいいのです。

また、蚊に刺されると以前は化膿《かのう》しやすかったのですが、今年の夏は黒バナナを食べていたせいか、それもありませんでした。

夫と同じように、夕飯のご飯の量が減りました。私は岩手県の米どころの生まれなので、「ご飯はおかわりするもの」として育ちました。それがいまでは1杯で満足するのですから驚きです。

そのほかにも、ぐっすり眠れるようになった気がします。平均睡眠時間は6時間ほどですが、**朝の目覚めがよく、翌朝に疲れが残らなくなったと感じています。**

〝いいことだらけ〟の黒バナナですが、ひとつ難点をあげるとしたら、ちょうどいい状態の黒バナナを食べるタイミングがむずかしいことです。我が家では、スーパーで値段の下がった黒バナナと、少し黒くなり始めたバナナ、黄色いバナナを買い、順に食べて、なくなってきたら買い足しています。最初は黒くなりすぎてしまうこともありましたが、いまではそのローテーションのコツを覚え、ちょうどよく熟《う》れた黒バナナを食べられるようになっています。

05

ウエスト6cm減！ 毎日スルッと排便でき、よく眠れるようになった

T・Mさん 男性 51歳 会社員

黒バナナを食べ始めてから、食事内容や体調の変化を記録するようになりました。

当初、体重は65・8kg、ウエストは90cm、体脂肪率は21％でした。1か月ほど黒バナナを食べ続けたいま、体重はマイナス1・3kg、体脂肪率はマイナス1％とほぼ横ばいですが、ウエストは6cmも減りました。見た目にもわかるほどです。

記録には、「二日酔い」「飲みすぎた」「食べすぎ」「飲んだ後のラーメンが失敗」などと〝反省〟が見られるのですが、実際は反省しないまま、飲みすぎ、食べすぎをその後も続けていました。「寝つきが悪くて、朝からだるい」にもかかわらず、人間はつくづく弱く、欲には勝てないのだなぁ、と思い知らされます。

そんな生活を送っていましたが、**2週間目くらいからは毎日排便がありますし、朝は力まずにスルッと出るようになりました。**

24日目の記録には、**「最近、よく眠れる。以前より便通がいい」**と書かれています。

これまで、いろいろなダイエット法、健康法を試してきましたが、どれも三日坊主でした。効果が実感できなかったから、続きませんでした。

でも、黒バナナは続けやすいので、今後は朝夕1本ずつ食べようと思っています。いまはバナナの皮に斑点が3～5割ほど出たものを食べていますが、これからは6～8割と、より熟成の進んだ黒いバナナにもチャレンジしたいと思います。

来年の健康診断で、血糖値や中性脂肪、コレステロールの値が正常化することを楽しみにしています。

06

多忙による体調不良が、毎日の黒バナナで乗り切れた

F・Mさん 女性 45歳 会社員

黒バナナを食べるようになる直前は、体調の悪い日が10日ほど続いていました。片頭痛があり、体がだるくて食欲もありません。仕事もようやくこなすような状態でした。終業後、お酒に誘われても、断るほど。とにかく、気力が出ないのです。中学生の2人の子どもからも、「顔色が悪いけど、大丈夫?」と心配されていました。でも、病院に行くほどでもないので、そのうち回復するだろうと思っていました。

そんなとき、黒バナナがいいと聞き、毎日食べることにしました。

私は体重が72・5kg、体脂肪率が38・6%(身長は167cm)と、やや太めでした。毎日、体重や食べたものなど、さまざまなことを記録することにしたのですが、改めて睡眠時間が少ないことがわかりました。就寝はたいてい夜12時で、起床は朝の5時。子どものお弁当をつくり、駅まで車で送り、それから仕事にでかけます。帰宅後も、夕飯の支度や洗濯などに追われる毎日です。

体調が悪くなったのは、そんな日々の疲れがドッと出たからなのかもしれません。

でも、**朝の黒バナナを食べ続けていくと、徐々に食欲が戻ってきました。**

記録を見返すと、初日の夕食はゼリーだけ、2日目はおでんの具3つ、3日目はコロッケ1個と、ほとんど食べていません。昼は職場で給食が出されるのですが、ご飯（お米）は食べず、おかずも残しています。でも、4日目くらいから、食べる量が増えていきました。

排便も不定期でしたが、食べ始めて10日ほど過ぎたころから、毎日出るようになったのです。

食べ始めて1か月で体重は1・2kg減り、体脂肪率は0・8％減りました。

少しやせられたこともそうでしょうが、あの体調の悪かった日々を乗り切れたのは、黒バナナのおかげだと思います。

「毎朝バナナで飽きないの？」と夫は笑いますが、それが1日の体のリズムをつくってくれている気がします。これからも食べ続けて、毎日を乗り切りたいと思います。

07

しっかりとしたバナナ便が出て、腰痛も軽快し、肉体労働が楽になった!

K・Nさん　男性　49歳
ハウスクリーニング会社経営

「こんなに毎日調子がいいなら、ずっと前からやっておけばよかった」

これは、黒バナナを1か月食べ続けてみての私の感想です。そもそもは、妻から「黒バナナでやせるんだって」と勧められて、食べ始めたのがきっかけでした。

私は身長167cmで、体重65・7kg、体脂肪率23・1%、ウエストは93cm。健康診断では、中性脂肪値がちょっと多めで、おまけにややメタボな状態です。

息子が3人いて、まだまだ元気に働かなくてはいけないので、50歳を目前にしてさらに健康にも気をつけなければ、と思っていたところです。

1か月ほど、毎朝黒バナナを1本食べ続けたところ、お腹まわりが2cm細くなったのです。数値だとそれほど減った感じはしませんが、感覚としては大違いです。

また、便がゆるく、洗浄機能付きの便座が必需品だったのですが、いまはしっかりとした固形のものが出るようになっています。**ときには、まるでバナナのような形の**

便が出ることもあります。

仕事はハウスクリーニングで、床を拭《ふ》いたり、ムリな体勢で作業することも多いのですが、楽に作業できるようになりました。重い道具をもって立ち上がるときにも「ヨッコイショ」といわず、ヒョイと立てる感じです。**なによりも、持病の腰痛も軽快しています。**

体を動かしているので、食欲はあり、毎日たくさん食べています。でも、黒バナナを食べるようになってから、**夕食のご飯の量が減りました。**以前は3杯食べることもありましたが、いまでは1杯か2杯で満足できます。

お酒も、ビールや焼酎、ウイスキーとよく飲みますが、翌朝まで残ることがなくなりました。**なんといっても、疲れにくくなって、気力がわくようになりました。**妻からは、「最近、子どもたちを怒鳴らないわね」といわれました。それが黒バナナのおかげかどうかわかりませんが、これだけ快調なので、これからも続けていきます。

08

朝から集中できて仕事の効率アップ! 体重は2・5kg減、ウエストは3・3cm減

I・Iさん 男性 41歳
IT系会社員

毎朝、黒バナナを1本食べるようになり、いちばん実感しているのが、朝から仕事がはかどるようになったことです。お昼まで集中して一気に仕事ができるので、ゆとりをもって、午後、仕事ができるようになり、おかげで仕事の質が上がっています。

黒バナナを食べ始めて1か月ほどたったころが、ちょうど業務の繁忙期でした。その時期は毎年、残業も大幅に増えるため、ヘロヘロになって疲れ切ってしまうのですが、今年は違いました。午前中のスタートダッシュが効いているためか、昨年よりも残業が少なく、家で休める時間が増えたので、生活の質が格段に改善したのです。

黒バナナを食べるまでは、朝はコーヒーを1杯飲むだけでした。食欲もないので、無理に朝食をとらずに会社に行っていました。そのせいか、朝は仕事の効率が悪く、昼食をとった午後が勝負という感じでした。

それが黒バナナを食べ始めたころ、職場で「グウ～」とかなり大きな音でおなかが

鳴ったのです。それまで朝はコーヒーだけだったので、腸が驚いているのかなと思いましたが、次第に頭もさえてくるようになりました。

試しにインターネットで「腸 脳」と打ち込んで検索すると、「腸は第2の脳」という言葉が出てきて納得できました。


黒バナナを食べる前は、体重が70・5kg、ウエストが95・8cmでした。**4週間続けた結果、体重は2・5kg減り、ウエストは3・3cm減りました。**

風呂上がりの私の姿を見た妻は、「おなか、細くなったよね」と少しうれしそうに教えてくれました。

また、私は以前から快便で、1日2回の排便がありますが、黒バナナを食べ始めてからもそれは変わりません。ところが、**においがくさくなくなったのです。**これは腸内環境がよくなったということだと思います。

私にとって、**黒バナナを食べることで仕事の効率がよくなった**のが大きな成果でした。さらに続けることで、私の〝メタボ腹〟もへこんでくれることを期待しています。

そして、3人の子どもと妻のためにも、ますます健康になりたいと思います。

第3章

黒バナナで医者いらずに

高血圧、糖尿病、不眠など
12の症状に
効果的！

12の症状に効く黒バナナ！

この章では、黒バナナがさまざまな病気や不調に対し、どんな効果が期待できるかをお話しします。

黒バナナは「患部」に直接働きかけるわけではなく、人によって効果があらわれるまでに時間がかかることがあります。

しかし、健康の大もとである「腸」の調子を整えてくれるため、食べ続けていくうちに全身の状態がよくなり、「いつのまにか不調が消えていた」「そういえば最近、調子がいい」「いろいろな症状が改善した」といったことがおこるのです。

気になる症状がある人、なんとなく不調な人、病気の予防に役立てたい人は、ぜひ実践してみてください。

黒バナナのパワーを実感できることでしょう。

01 便秘・ぽっこりおなか

第1章でお話ししたように、いまは昔に比べて、便秘に苦しむ人が増えています。

しかし、便が排出されずに腸内にとどまれば、悪玉菌が増えてアンモニアなどの毒素が発生し、さまざまな病気の原因となります。

便秘はまさに、万病のもとなのです。


そんな厄介な便秘を治すうえで、黒バナナはひじょうにすぐれた効果を発揮します。

黒バナナに含まれる消化酵素が食べものの消化を促進し、2種類の食物繊維によって大きくやわらかい便が排出されやすくなるからです。

また、バナナにはオリゴ糖も含まれています。

オリゴ糖は消化されにくいため、そのまま腸まで届き、善玉菌のエサとなることで、腸内環境を整えてくれます。

なお、便秘に悩んでいるかたには、朝食をとらず、黒バナナもしくは黒バナナジュースだけをとることをオススメします。

「朝ごはんをしっかり食べないと、ますます便が出にくくなるのでは？」と思う人もいるかもしれませんが、実はそうではありません。

人体には周期があり、1日は次の3つの時間帯に分けることができます。

①4時～12時は「排せつ」のための時間――。便だけでなく、尿や汗などとともに、食べもののカスや細胞の残骸《ざんがい》、体にたまった疲労物質や毒素などを外に排出する。

②12時～20時は「栄養補給と消化」のための時間――。食事から栄養を補給し、食べたものを消化する。

③20時～4時は「吸収と代謝」のための時間――。消化したものを体に吸収し、細胞をメンテナンスしたり生まれ変わらせたりして健康を維持する。

つまり午前中は、前日のうちにたまった老廃物などを外に出し、いったん体の中を空っぽにするべき時間帯なのです。

そんな時間に、食べものを体に入れたらどうなるか。

体が「消化モード」になっていないため、食べものは十分に消化されないまま腸に送られ、さらに便秘がひどくなってしまいます。

本当はなにも食べないほうがいいのですが、朝食を完全に抜いてしまうと、おなかが空いて力が出ないという人もいるでしょう。

黒バナナや黒バナナジュースをオススメしているのは、そのためです。

手早くエネルギーが補給できるうえ、便秘解消効果も高い。

腸は一定のリズムで働いている

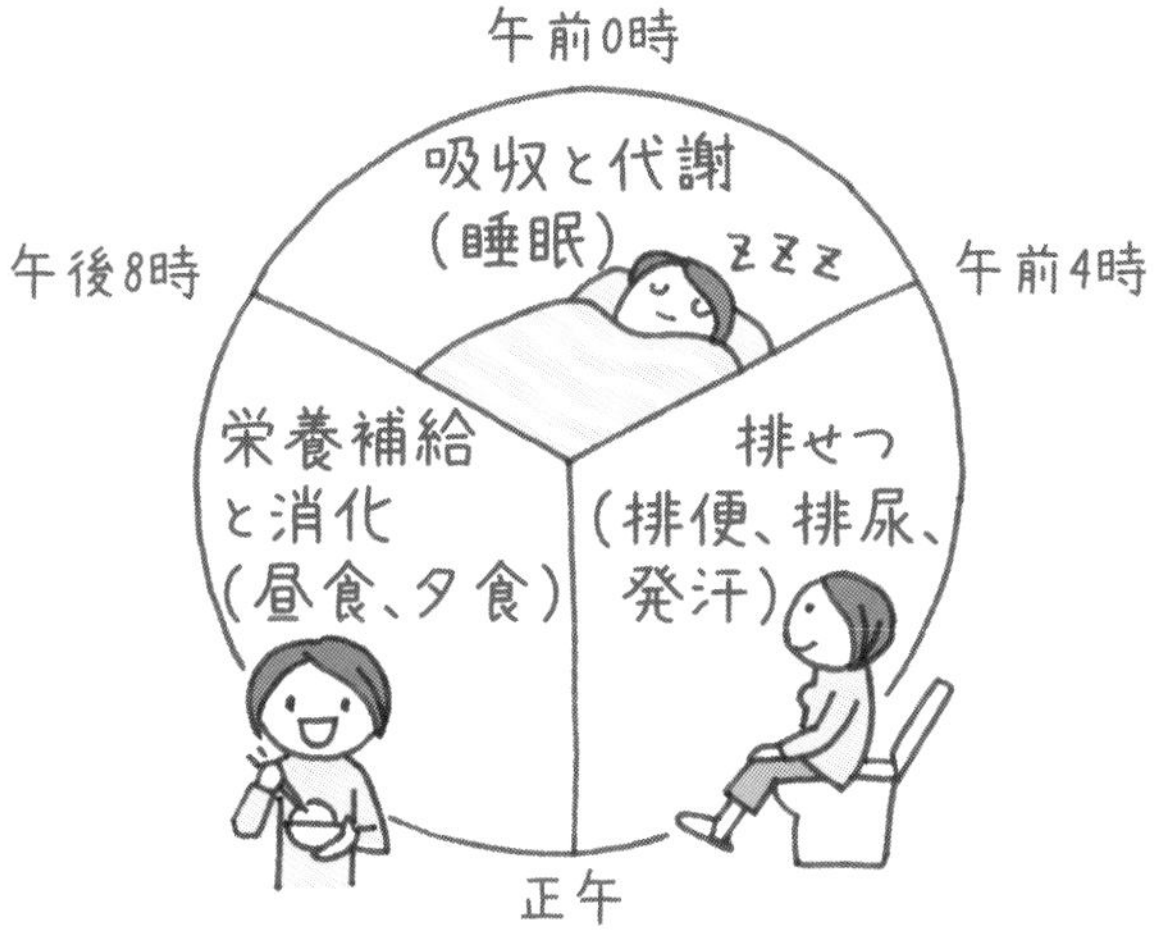
午前0時
吸収と代謝
（睡眠）
ZZZ
午前4時
午後8時
栄養補給
と消化
（昼食、夕食）
排せつ
（排便、排尿、
発汗）
正午

黒バナナほど、朝食にうってつけの食材はないでしょう。

02 肌トラブルやアレルギー

便秘などによる腸内環境の悪化は、肌荒れの原因にもなります。**腸内で発生した毒素は血液に入り、全身を巡って、肌細胞に悪影響を及ぼすからです。**

また、体はこうした毒素を「敵」とみなし、攻撃・排除しようとします。体に備わっている「免疫機能」の働きによるものですが、それが強すぎるとアレルギー症状が生じます。

つまり、**ぜんそくや花粉症、じんましん、アトピー性皮膚炎といったアレルギー性疾患の根本原因は腸にあるのです。**

私は幼いころ、小児ぜんそくで苦しんでいましたが、祖母がつくった大量のキャベツの千切りを毎日食べたところ、症状が改善し、やがて治ってしまいました。

キャベツの酵素と食物繊維によって、腸内環境が整ったおかげだと思います。

しかし、肌のトラブルやアレルギーを引き起こす原因は、ほかにもあります。活性酸素です。**活性酸素は肌の細胞を傷つけ、劣化（老化）させます。**

また近年、活性酸素がアレルギー反応を促進しているとの研究も進んでいます。

黒バナナには腸内環境を整える酵素や食物繊維のほか、活性酸素に対抗する抗酸化物質も含まれています。

さらに、さまざまな栄養素をバランスよく含むバナナは、免疫活性化作用が高いともいわれています。

実際、マウスを使った実験により、バナナがスギなどによる花粉症のアレルギー反応の抑制に関係していることがわかっています。

肌のトラブルやアレルギーに悩まされているかたには、黒バナナをオススメします。

03 肥満・メタボ

肥満に悩んでいる人は少なくありません。

見た目はそれほど太っていないのに、内臓の中に脂肪がついているという「隠れ肥満」の人もいます。

その最大の原因は、なんといっても「食べすぎ」です。

通常、食べたものは消化されて体の一部やエネルギーとなり、不要なものは便となります。

ところが、**必要以上に食べすぎてしまうと、消化しきれなかったぶんが脂肪となって体内にため込まれます。**

成人なら1日1500キロカロリーを超えてはいけないと、私は考えています。

さらに、これを上限に、30歳代なら腹8分目、40代以降は腹7分目、50代以降なら腹6分目くらいにとどめておくべきだと思います。

白砂糖を使ったパンやお菓子なども控えたほうがいいでしょう。**白砂糖の成分であるショ糖をとることで、太りやすくなる**からです。

また、夜8時以降に食べるのもやめましょう。**20時から翌朝4時までは「吸収」の時間であり、その時間に食べると太りやすくなってしまうからです。**

肥満に悩んでいる人や、「20時以降にどうしてもおなかが空いてしまった」という人にも、黒バナナを食べることをオススメします。

バナナにはビタミンB群が含まれており、ビタミンB群は食事によって得た糖質や脂質をエネルギーに変えるうえで、重要な役割を果たします。

また、バナナに含まれているメチオニンやリジンといった必須アミノ酸は、ビタミンB_6やビタミンC、ナイアシン、鉄などとともに、脂肪燃焼を促します。
さらに、トリプトファンやヒスチジンといったアミノ酸には、食べすぎを防止する効果があるといわれています。

しかも黒バナナには、栄養素の消化や代謝を促す酵素が、黄色いバナナより多く含まれています。

一方で、黄色いバナナより甘みが増しているにもかかわらず、ショ糖が少なく、GI値も低いため、より太りにくく、ダイエット効果が高いといえます。

04 かぜ

私たちの周りには、常に数多くのウイルスが存在しています。
心身ともに元気なうちはウイルスを撃退できますが、免疫力が落ちるとウイルスにやられてしまい、くしゃみ、鼻水、せきなど、さまざまな症状に見舞われることになります。

第1章でもお話ししましたが、**免疫力の8割は腸にあります。**
このため、悪玉菌が増えて腸内のバランスが崩れると、免疫力が落ち、ウイルスを増殖させてしまいます。

かぜや、冬に流行するインフルエンザを予防する最善の策は、やはり黒バナナを食べて腸内の環境を整え、免疫力を上げることにあります。
また、かぜをひいてしまった場合も、消化のいい黒バナナを食べることをオススメします。

代謝を高める酵素やビタミン、ミネラル、抗酸化物質などが豊富に含まれた黒バナナを食べれば、回復も早いはずです。

05 頭痛

頭痛には、血管が脈打つごとにズキンズキンと痛む「脈動性の片頭痛」と、締めつけられるように痛む「緊張型の頭痛」の2種類があります。

両タイプの頭痛とも、腸内環境の悪化が原因でおこることがあります。

腸内で発生したアンモニアなどの毒素が血液に混ざると、血流が悪くなったり、全身の細胞の働きが悪くなったりします。

そのため、体のいたるところで酸素不足や栄養不足がおこり、不具合が生じるようになるのです。

同じことが脳でもおこり、より多くの血液を流して、酸素や栄養をとり込もうとします。

そのときにおこるのが「片頭痛」です。

一方、**「緊張型の頭痛」は、血流が悪くなり、筋肉が硬くなってしまうためにおこります。**

慢性的な頭痛に悩まされているかたは、根本的な原因を改善するため、黒バナナを食べて腸内バランスを整えるようにしましょう。

黒バナナに含まれるビタミンやミネラルも、血行改善に効果を発揮するはずです。

06 肩こりや腰痛

同様に、**肩こりや腰痛も腸内環境の悪化が原因でおこることがあります。**

もしかしたら「もともと姿勢が悪い」とか「運動中に腰をひねった」とか「長時間デスクワークが続いた」とか、なにかしら直接的な原因があるかもしれません。

しかし、その真の原因に「筋肉や骨の状態がよくない」ということも考えられます。筋肉や骨の状態がよくないのは、腸内環境が悪化し、栄養素の吸収がうまくいっていなかったり、血液中に毒素が混じり、全身の細胞に悪い影響を与えていたりするためです。

体内でつくられる酵素の量も、筋肉や骨の状態に影響します。

若いうちは筋肉や骨も元気で、酵素も十分にあるため、多少ムリをしても、すぐに回復します。

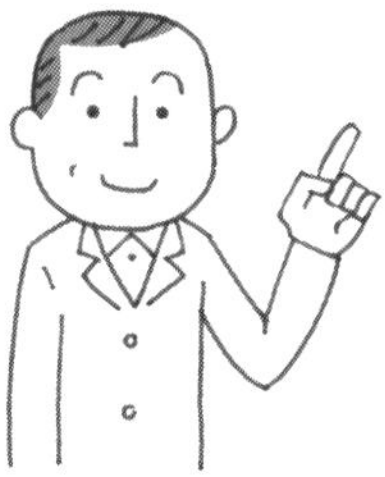

ところが、年齢を重ねると、筋肉や骨が劣化するだけでなく、酵素も減ってきます。そのため、疲労物質が代謝されず、細胞内にとどまって筋肉をさらに硬くし、傷ついても修復できなくなります。

加えて、神経細胞もおとろえ、痛みが大きくなります。

こうして、慢性的に、肩こりや腰痛がおこるわけです。

肩こりや腰痛を防ぐためにも、黒バナナを食べることは有効でしょう。

また黒バナナには、疲労回復を促すビタミンB群なども含まれています。

なお、腰痛を改善する方法として、「ストレスを少なくすること」もあげられます。

ストレスがたまったり不安が強くなったりすると、腰痛になる人がいます。

といっても、**ストレスが腰痛を引き起こすわけではなく、「ストレスが強くなったために腰痛を感じるようになった」**のです。

痛みには、ドーパミンというホルモンがかかわっています。

ドーパミンが正常に分泌されているときは、ある程度痛みをコントロールできます。ところがストレスや不安が強くなると、ドーパミンの分泌が減り、痛みを感じやすくなるのです。

黒バナナに含まれるトリプトファンやヒスチジンといったアミノ酸は、ストレス緩和に効果があるといわれています。

07 うつや気分の落ち込み

うつ病は「心の病」といわれていますが、実際には不安や恐怖、悲しみは脳で感じます。

うつ病は、「セロトニン」というホルモンが不足するためにおこるといわれています。

セロトニンは「快感ホルモン」とも呼ばれ、気分を安定させる働きをします。

セロトニンは脳内で働きますが、実は、そのほとんどが腸でつくられ、脳に運ばれます。

脳は腸から発達してできたものです。

生物は食べることで生命を維持しますが、腸はその要であり、腸の働きを助けるため、腸に沿って神経が発達しました。

その先が大きくなったものが脳です。脳は腸の出先機関というわけです。

心配ごとや精神的なストレスがあると、おなかの調子が悪くなることがあるのは、脳（心）と腸が強く関係している証拠です。

そして腸の調子が万全でないと、セロトニンが不足してしまいます。

セロトニンが十分でないと、心は安定せず、ストレスにも弱くなります。

ふだんなら受け流せるようなことに

腸と脳は強く結びついている

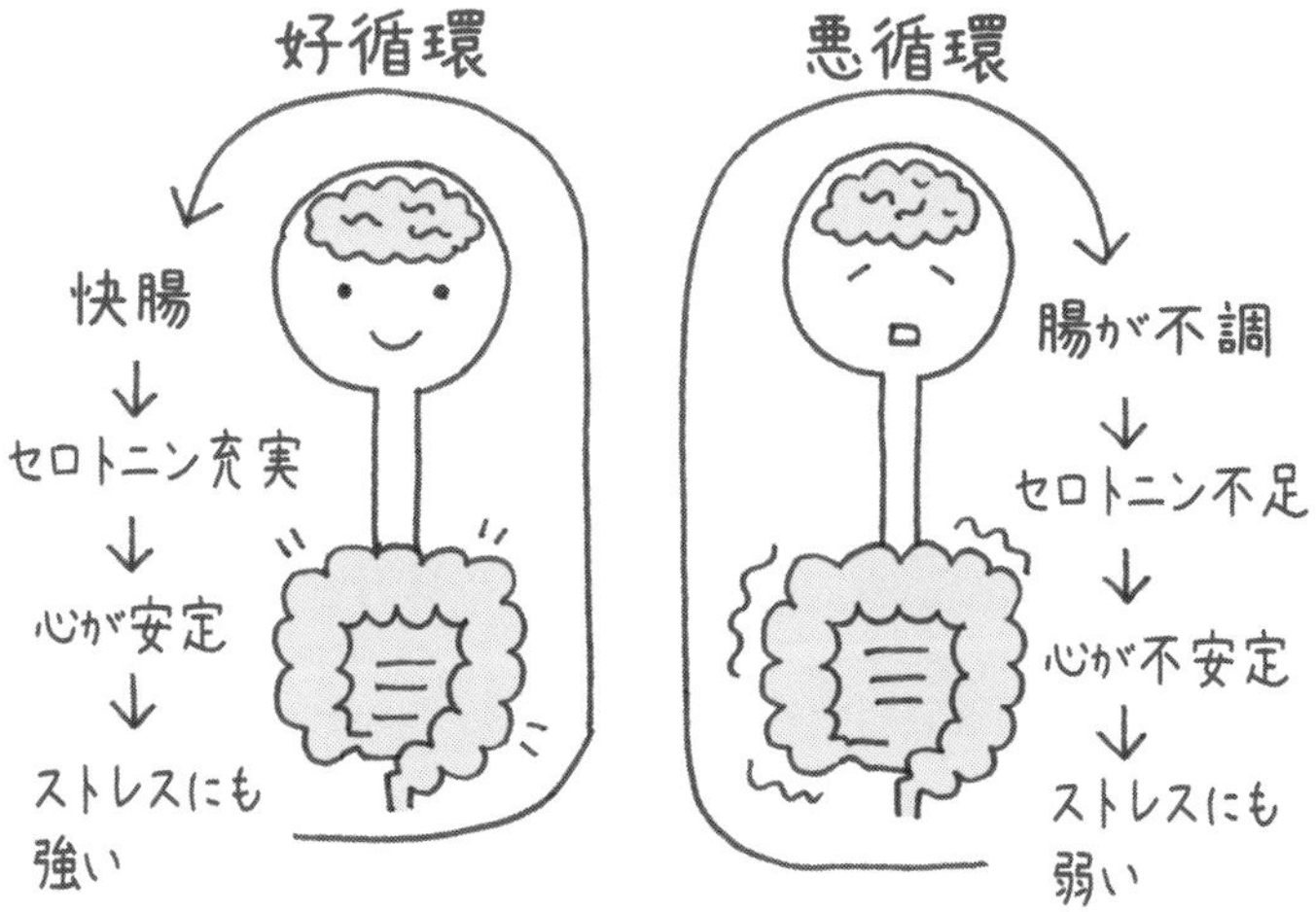

イライラしたり、不安になったり、悲しくなったりします。

こうして、セロトニン不足が、うつ状態の原因のひとつになるわけです。

もちろん、うつ病の原因はセロトニン不足だけではありません。

しかし、食事習慣を変えて、腸の状態を改善したことにより、うつ病を克服した人はたくさんいます。


黒バナナには、腸を元気にする効果があります。

また、セロトニンをつくるには、ビタミンB_6が必要ですが、黒バナナにはビタミンB_6が豊富で「抗うつ食品」といわれています。

黒バナナに含まれるトリプトファンやヒスチジンといったアミノ酸も、うつに効果があるといわれています。

08 眠れない、眠りが浅い

睡眠の質は、脳の松果体《しょうかたい》から分泌されるメラトニンの量に左右されます。

メラトニンは「睡眠ホルモン」と呼ばれており、眠れなかったり眠りが浅くなったりするのは、メラトニンが十分につくられていないからです。

腸の調子が悪いと、やはりメラトニンの生成が減ってしまいます。

黒バナナには、腸のバランスを整える作用があり、また黒バナナに含まれるトリプトファンやヒスチジンといったアミノ酸は、不眠に効果があるといわれています。

09 高血圧

人間の細胞は代謝をつかさどる酵素の減少などにより、年齢とともに劣化します。

血管も同様で、じょじょに弾力性を失い、硬くなり、切れやすくなります。

一方、食生活の乱れや運動不足は、血液をドロドロの状態にすることがあります。過剰な中性脂肪やコレステロール、ナトリウム、ブドウ糖などが血液中に混じるからです。

劣化した血管に、そのようなドロドロの血液が流れると、血液は滞りやすくなり、血管の壁に高い圧力がかかります。

これが「高血圧」といわれる状態であり、心筋梗塞《こうそく》や脳卒中を引き起こす恐れがあります。

高血圧に関しても、黒バナナは高い改善効果を示します。

酵素をとることで代謝が活発化し、また抗酸化物質によって活性酸素の働きが抑制されれば、血管の劣化がある程度抑えられるからです。

また、黒バナナに含まれる食物繊維やカリウムは、コレステロールやナトリウムの排出を促し、ビタミンやミネラ

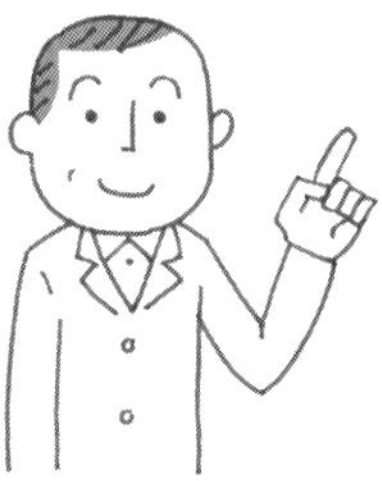

ルには血行改善や血圧の正常化、コレステロール値や中性脂肪の正常化が期待できます。

10 高コレステロール

長い間、高コレステロールは動脈硬化を進め、心筋梗塞や脳梗塞の原因になるといわれてきました。

コレステロールは脂質の一種であり、脳をはじめとする臓器、細胞、神経、毛髪、血液などをつくるうえで必要な物質です。

しかし、コレステロールが体内に過剰にあると、血管内にこびりついて動脈硬化を進行させたり、血液の状態を悪くしたり、脂質異常症をはじめ、さまざまな病気の原因となったりします。

なお、コレステロールには、善玉（ＨＤＬ）コレステロールと悪玉（ＬＤＬ）コレステロールがあり、健康に害をもたらすのは悪玉のほうです。

黒バナナに多く含まれる食物繊維は、コレステロールを吸着し、便といっしょに体の外に排出してくれます。

さらにビタミンやミネラルにも、コレステロール値を正常化する作用があります。

11 糖尿病

糖尿病は、もはや「国民病」ともいわれています。

厚生労働省の2012年の報告によると、日本国内には、「糖尿病と思われる人」950万人、「糖尿病かもしれない人」1100万人、合わせて2050万人もの糖尿病患者もしくはその予備軍がいるとされています。

なんと、日本人の6人にひとりの割合です。

糖尿病とは、体のエネルギー源となるブドウ糖が有効に消費されず、血液中に大量に残ってしまっているためにおこる症状です。

進行すると、血管や神経に障害が出たり、全身にさまざまな影響があらわれたりします。失明や神経障害、腎《じん》不全をおこすこともあれば、心筋梗塞や脳卒中などの合併症をおこすこともあります。

糖尿病は、「インスリン」というホルモンの分泌が少なくなったり、うまく働かなくなったりするためにおこります。

インスリンはすい臓でつくられ、ブドウ糖をエネルギーに変える大切な役目を担っていますが、これが正常に働かなくなると、血液中のブドウ糖が増えてしまうのです。健康診断で「血糖値が高い」といわれるのは、この状態です。

そしてインスリンの分泌異常は、すい臓に負担をかけすぎることが原因となっておこります。

たとえば、糖分や脂肪分の多い食べものが体内に入ると、血糖値は一気に上がります。すると、すい臓は大量のインスリンを急いで分泌させ、糖を脂肪として体内にため込むなどして、血糖をコントロールします（これが肥満につながります）。

インスリンの働きにより、血糖値は一気に下がるのですが、そうなると体は次の食べものを欲しがるようになり、おなかが空いてしまいます。

そこでまた食べると、血糖値が上がり、インスリンが大量に出て血糖値を下げ、おなかが空いて食べて……ということがくり返されてしまうのです。

このようなことが続くうちに、すい臓は疲れ果ててしまい、本来の働きをしなくなります。

これが糖尿病です。

糖尿病を防ぐには、たとえば空腹時にいきなりご飯やパンなどの炭水化物を食べるというような、血糖値が急上昇する食事のとり方をしないことです。

なお、バナナには果糖やデンプンなどの糖質が多く含まれていますが、ＧＩ値が低いため、血糖値の上がり方はゆるやかです。また、**バナナに含まれる食物繊維やカリウムは、血糖値の上昇をゆるやかにしたり、血糖値を下げたりする働きをします。**

そのためバナナは、血糖値を安定させるのに適した食べものだといわれています。

12 がんの予防

私たちの体の中では、一生のうちに10億回も「がん細胞の芽」が生まれているといわれます。そのがん細胞が大きくなるか消えていくかは、体の中にどれくらいの免疫力が備わっているかによっても決まります。

がんの予防において大事なのは、免疫力です。

免疫システムが正常に働いていれば、がん細胞を早めに除去したり、がん細胞の増殖を防いだりすることが可能なのです。

免疫力を高めるためには、なによりもまず、食生活に気をつけることです。

食べすぎにより、消化酵素をムダ遣いすれば、代謝のための酵素が減り、免疫力は低下します。

また、消化不良をおこせば腸内環境が悪化し、毒素が全身にまわり、細胞が元気を

奪われ、がん細胞などができやすくなります。

免疫システムにおいて、とくに重要な役割を果たしているのが、「免疫細胞」とも呼ばれる血液中の白血球です。

白血球にもさまざまな種類があり、それぞれ役割が違います。

ウイルスや細菌など、外部からの侵入者を発見するもの、それと戦うもの、戦いを指揮するもの、伝達をおこなうもの、さらには体内のがん細胞を見回るもの、それを攻撃するもの。それらがチームを組んで、実に巧みに、私たちの体を守ってくれています。

つまり、白血球の量が多く、その質が高いほど、免疫力は高まるわけです。

なお、**バナナには白血球を増やしたり、白血球の働きを促したりする効果があるとされています。**

マウスにバナナの汁を注射したところ、白血球の細胞の数が増え、同時に白血球が活性化していることがわかったとの報告もあります。また、女性に1日1本、3日連続でバナナを食べてもらったところ、もともと白血球が多かった人の白血球の増加量は少なく、少なかった人の増加量は多かった、との報告もあります。興味深いのは、**黄色いバナナよりも黒いバナナのほうが、より多く白血球を増やし、活性化させた**という結果です。

さらに、マウスにバナナを経口《けいこう》投与することでも、インターロイキン12という物質が増えるという研究発表もされています。インターロイキンとは、免疫活性を高める作用があるといわれる物質です。

つまり、黒バナナは免疫力を高め、がんになりにくい体、がんの芽が発生しても治りやすい体をつくってくれるのです。

こうした免疫力は、**がんだけでなく、インフルエンザなどのウイルスや細菌に対しても有効**です。

第4章

黄色バナナから黒バナナへ

おいしく食べるための上手な熟成方法

黒バナナになると甘みがアップ！　でも太りにくい！

バナナの皮にシュガースポットという黒い斑点が出ているのは、熟成して発酵が進んだ証拠です。黒バナナは、発酵することで黄色いバナナより酵素が増えています。シュガースポット（砂糖の点）といわれるくらいですから、たしかに甘味は増します。でも、この甘味は、健康的な甘さといえるでしょう。

黄色いバナナの糖分は、「ブドウ糖と果糖」で6割ほど、「ショ糖」で4割ほどです。ブドウ糖や果糖は肥満への影響が少ないのですが、ショ糖は肥満につながりやすい。

しかし、**バナナが熟成してシュガースポットが出てくると、ショ糖の割合が1割以下になります**。

これはバナナが発酵することで増えた酵素が、ショ糖を分解したためです。そして、ショ糖が減ったぶん、ブドウ糖や果糖が増すというわけです。

黒バナナの甘味が健康的というのはこのためです。

バナナの熟成方法その1（黒くする）

●早く黒バナナにしたい場合

買ってきたバナナは、ビニール袋に入っている場合が多いと思います。

そのままビニール袋に閉じ込めておくことで、熟成が早く進みます。

これはバナナからエチレンガスが出ていて、そのガスが発酵を早めるためです。

ですので、早く黒バナナにしたいなら、ビニール袋に入れたままにするほか、新聞紙やタオルに包んだ状態で置いておくのもいいでしょう。

バナナを黒くするには

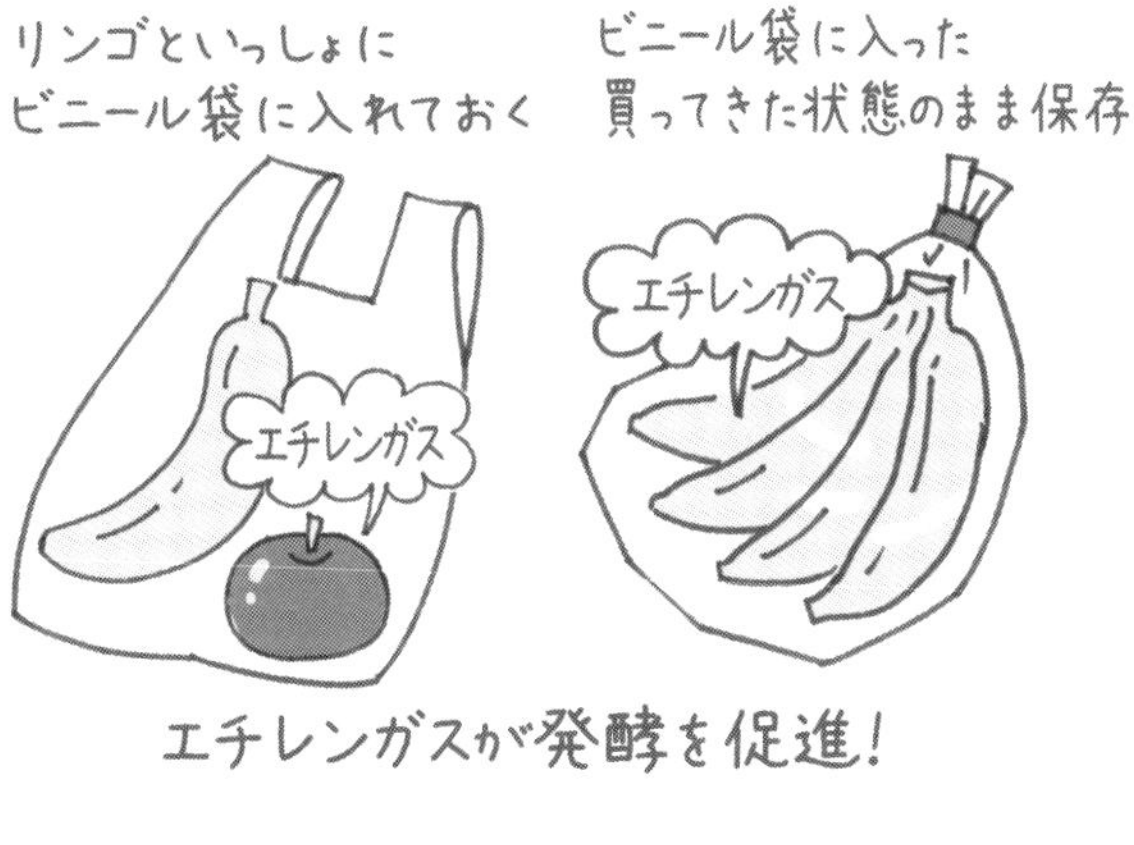
リンゴといっしょに
ビニール袋に入れておく
エチレンガス
ビニール袋に入った
買ってきた状態のまま保存
エチレンガス
エチレンガスが発酵を促進！

また、バナナと同様、エチレンガスを出すフルーツに、リンゴがあります。**ビニール袋に、バナナとリンゴをいっしょに入れておくのも、熟成を早めるのでオススメです**（ただし、夏場は腐りやすくなるのでやめましょう）。

バナナの熟成方法その2（温度）

●保存は常温が基本

黒バナナの熟成を進めるには、常温保存が基本です。ただし、季節や室内の温度、バナナの品種などによって熟成の具合が変わるので、注意しましょう。

黄色いバナナを購入したときの賞味期限の目安は次の通りです。

・**夏は3～5日**（黒バナナになってからは2～3日目くらい）
・**冬は7～10日**（黒バナナになってからは5～7日目くらい）

●冬場は暖かいところに置く

バナナは南国由来のフルーツなので、寒いところが苦手です。**冬はリビングなどの**

暖かい部屋に置いておきましょう。

熟成に適した温度は15～20度といわれています。寒い冬場は、このくらいの温度のところに置くと、熟成が進みやすくなるでしょう。

●夏場は一気に熟成が進むので、腐敗に注意！

夏場など、20度を超えると熟成は一気に進み、傷みやすく腐りやすくなるので、注意が必要です。

黒い斑点の割合が全体の40％くらいになり、「食べごろかな」と思っていると、翌日には、70％くらいになっていることがよくあります。そこで、黒

寒いとバナナの熟成は遅くなる

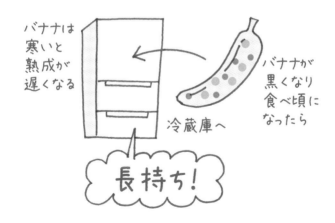

い斑点が40～60％程度になった時点で、すぐに食べるか、冷蔵庫に入れて熟成を止めてしまうのもいいでしょう。

●冷蔵庫に入れると黒くなる

最初から冷蔵庫に入れるのではなく、入れるなら黒い斑点が出てからにしましょう。冷蔵庫に入れると、皮全体が黒くなります。これは低温障害により、熟成が遅くなっているのです。中身には問題ないことがほとんどですが、腐敗が進んでいることもありますので、十分に注意してください。

バナナの熟成方法その3（置き方）

●房を上にして置く

バナナはぶつけたり、強くもったりすると、その部分がすぐに黒くなり、そこから傷んでいきます。これは、その部分の細胞が壊れるためで、中身は黒くなります。

また、置いておいても、全体の重みで、接地している部分が黒くなります。

バナナを傷ませない保存法

置くときは…

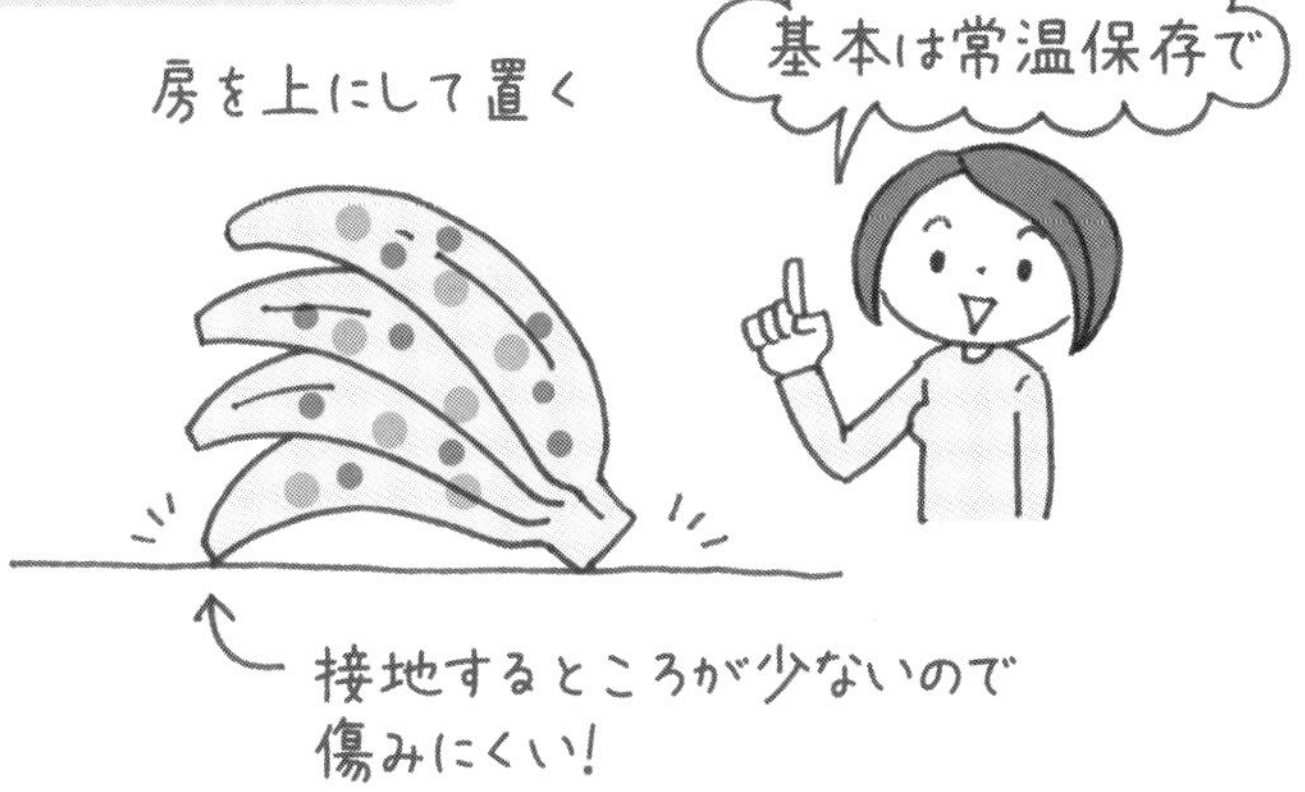
房を上にして置く
基本は常温保存で
接地するところが少ないので
傷みにくい!

つるすのもいい

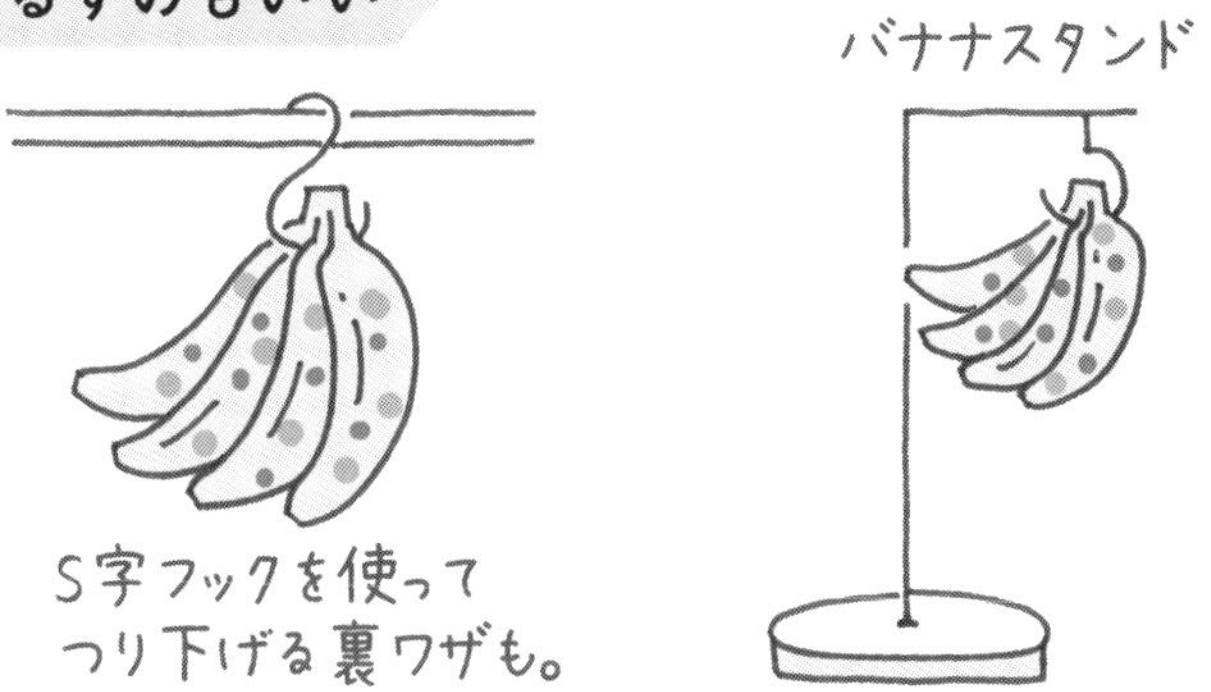

※やわらかくなると、バナナの重みで皮が
むけることがあるので注意!

そこでオススメなのが、バナナのカーブしている外側を上にして置く方法です。

2～3本の房だと不安定ですが、ひと房5～6本だと安定して置くことができます。

●バナナスタンドにつるす

「バナナスタンド」とは、バナナをつるすためのスタンドです。100円ショップでもあり、黒バナナ健康法を一定期間続けようというかたにはオススメです。

また、裏ワザとして、「S字フック」でつり下げるという方法もあります。棚の取っ手などに手軽に引っ掛けられるので便利です。

バナナの熟成方法その4（長持ちさせる）

●1本ずつ切り分ける

バナナを買いすぎたときなど、熟成を遅らせたほうがいい場合があります。

また、黒バナナになってくると、身も皮もやわらかくなってきます。食べようとして房から1本外そうとしたときに、何本か同時に、根もとの部分がむけてしまうことがあります。

とくに、房のまま置いておくと、それぞれのバナナが発するエチレンガスで発酵が進みやすくなったり、ほかのバナナと当たって傷みやすくなったりします。

これを防ぐためには、**1本ずつ切り分けてバラバラに置いておくのがいいでしょう。**

●根もとの部分をラップで包む

黒バナナの根もと部分をラップで巻いてしまいましょう。熟成を促すエチレンガスがバナナの根もとから出ているため、この方法が有効だといわれています。**房のまま、数本の根もとを一気に巻いてもいいし、バラバラにして1本ずつの根元に巻いてもいいでしょう。**

●ビニール袋に入れて冷蔵庫へ

黒バナナを1本ずつビニール袋に入れ、中の空気を抜くようにして、クルクルッと巻いてしまいます。これを冷蔵庫に入れておきます。

冷蔵庫に野菜室がある場合は、そちらに入れておくほうがよりいいでしょう。
こうしておくと、黒バナナの状態で、数日間長持ちします。

●新聞紙に包んで冷蔵庫へ

黒バナナを房ごと新聞紙で包んで、あるいは1本ずつ包んで冷蔵庫（できれば野菜室）へ入れましょう。

●究極は凍らせる

黒バナナになった時点で、**皮をむき、ラップに包んで冷凍庫で凍らせる。これが究極の黒バナナの長持ち保存法です。**

食べるときは数時間前に取り出し、ゆっくり自然解凍します。
凍らせたままアイスのように食べたり、ジュースにしたりするのもいいでしょう。

黒バナナを食べるときの注意

●黒バナナと腐ったバナナを見分ける

黒バナナは発酵が進んだ状態ですが、腐っているわけではありません。発酵と腐敗の境目はどこなのか？

次のような状態になったら、腐敗している可能性が高いので、その部分をとるか、食べるのをやめたほうがいいでしょう。

- **皮をむいたときに中身の一部もしくは全体が黒く、グニャッと崩れてしまう**
- **酸っぱいにおいや、ツンと鼻をつくような刺激臭がする**

●バナナを食べてアレルギー症状が出る場合

まれに、バナナアレルギーの人がいます。次のような症状が出るのですが、当てはまる人は食べるのをやめてください。

- **口やノドがかゆくなる**
- **胃が痛くなったり、吐き気がしたりする**
- **じんましんが出てくる**

黄色バナナから黒バナナになるまで

黄色いバナナを買ってきて、黒バナナになるまでの変化を観察しました。季節は10月上旬から中旬にかけて、日中の気温は20度から23度が続いているときでした。1本ずつ切り分けて保存しました。

「黒2バナナ」とあるのは、皮全体に黒い斑点が2割ほど出ているバナナのことです。同様に、黒3、黒4……黒9と、黒い斑点の割合を示したものです。

まだ皮が黄色い状態のバナナです。

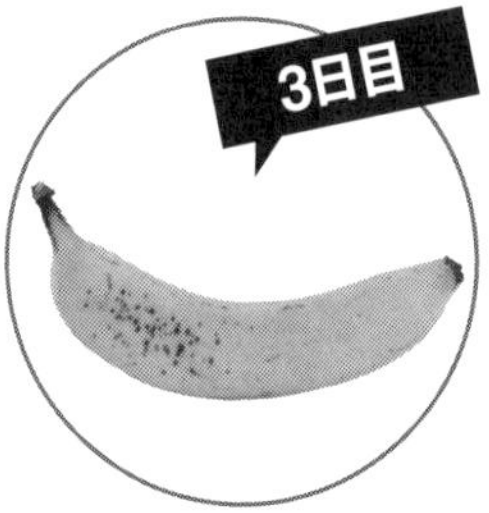

黒い小さな斑点が出てくる。

≫黒2バナナ

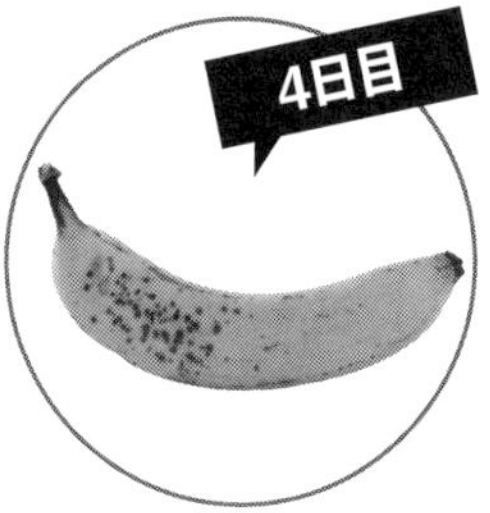

斑点が大きくなってくる。

≫黒3バナナ

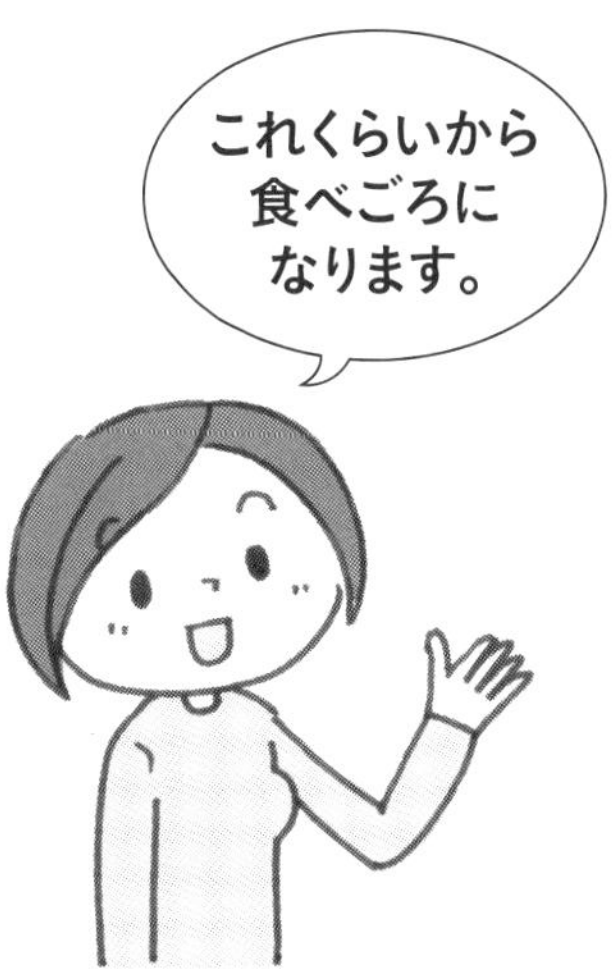
これくらいから
食べごろに
なります。

黒くなるほど熟成が進み〝健康パワー〟は増しますが、皮をむいたときに食べられないケースも増えてくるため、黒4～黒6くらいのものをオススメしています。

見た目には、黒い斑点が広がっているのがわかり、さわるとやわらかい状態。多くの場合、皮をむくと、中身も黒い部分が広がっています。
これ以上、熟成が進むと腐敗していることもあるので、注意が必要です。

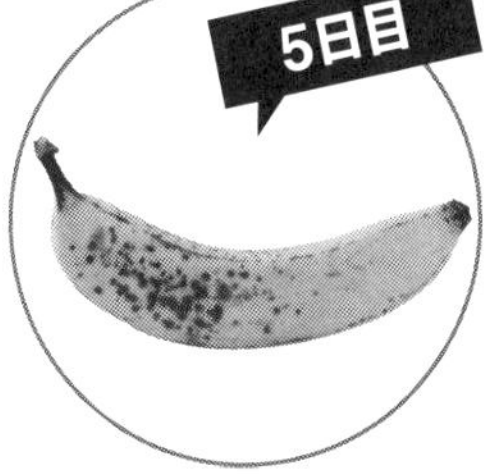
5日目

さらに斑点が増えて大きくなり、薄茶色の斑点も出てくる。 ≫黒4バナナ

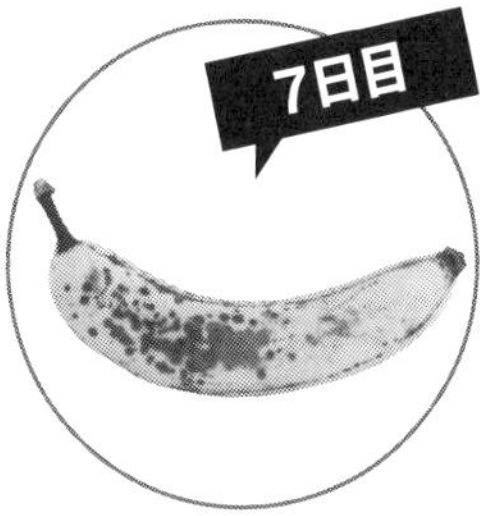
7日目

薄茶色の斑点がさらに大きく、濃くなる。

≫黒6バナナ

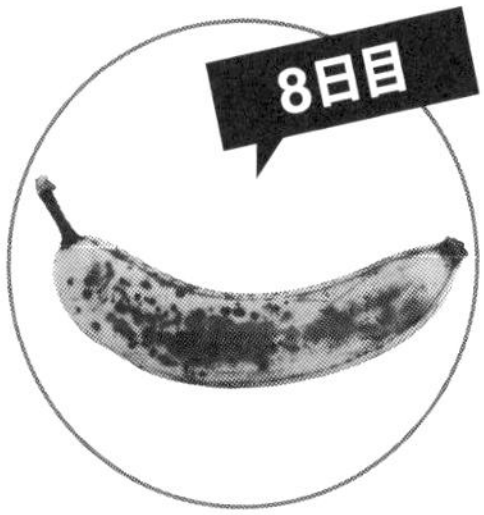
8日目

黒と茶色の部分がさらに大きく広がる。

≫黒7バナナ

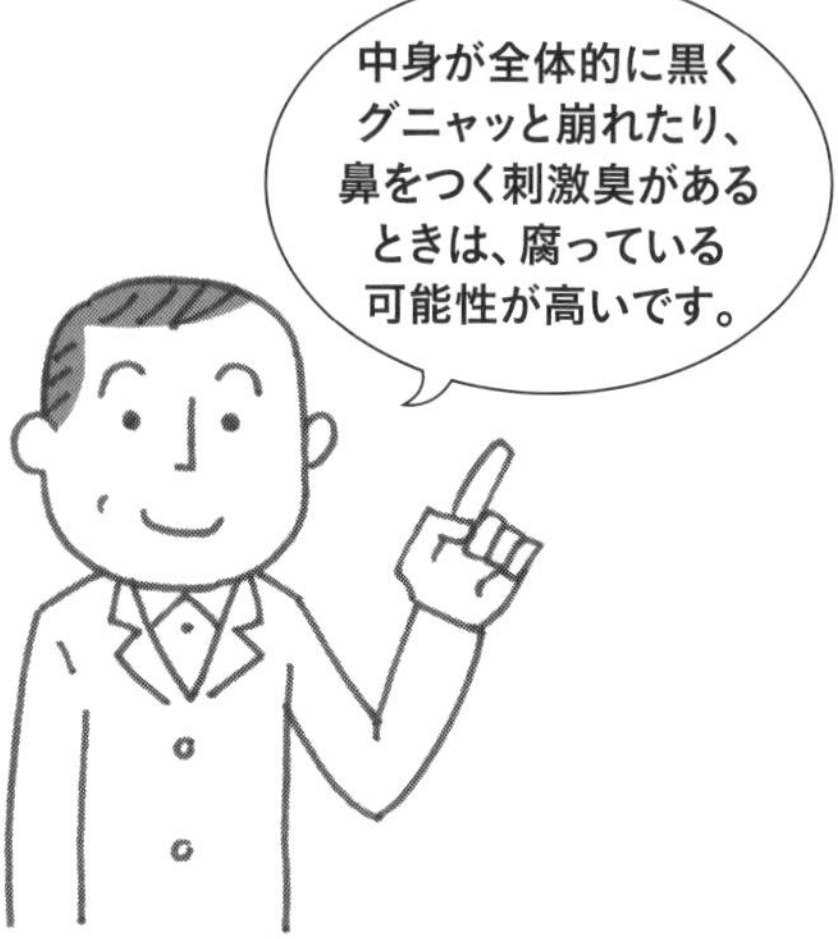
中身が全体的に黒く
グニャッと崩れたり、
鼻をつく刺激臭がある
ときは、腐っている
可能性が高いです。

ほとんどの場合、食べられないほど中身も黒いのですが、今回は保存状態がよかったためか、皮をむくとまだ中身は黒く変色していませんでした。
だいぶやわらかかったものの、食べることができました。
ただ、保存状況によってもバナナの中身の状態は変わるので、十分に注意してください。

※どの状態のバナナも、食べたことで体調が悪くなったりした場合、すぐに食べるのをやめましょう。調子が悪い状態が続いた場合、医師に診てもらってください。

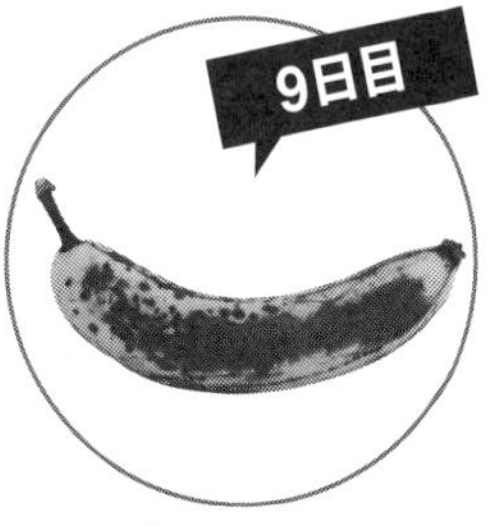
9日目

黒い斑点がつながった感じ。

» 黒8バナナ

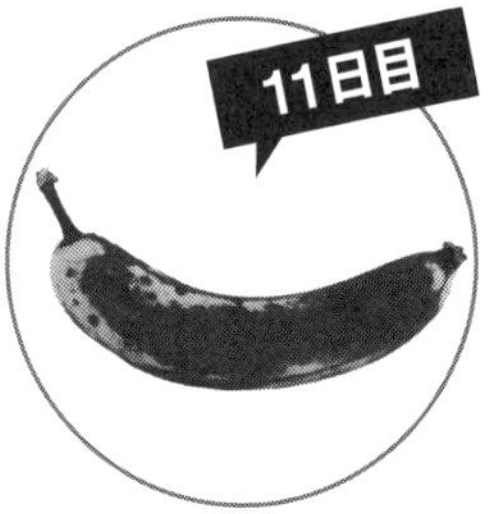
11日目

全体的に黒い。

» 黒9バナナ

黒7バナナ以上でも、中身の腐敗が進んでなく食べられる場合があります。十分な注意のうえ、ご判断ください。

第5章

おいしくて体にいい!

黒バナナ かんたん美味レシピ

白ゴマとの合わせ技で肌トラブルも解消!

黒バナナのゴマまぶし

パッとできて、手軽に栄養がとれるひと品。しょう油風味とバナナは、意外と相性がいいのです。白ゴマは抗酸化作用があり、黒バナナと合わせると、便秘やお肌のトラブル解消にも効果が期待できます。

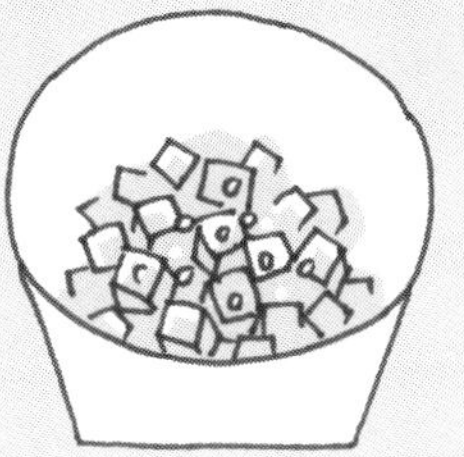

● 材料（1～2人前）

・黒バナナ…1本
・白ゴマ…大さじ1
・めんつゆ…小さじ2～3（お好みで）

● つくり方

❶黒バナナを1.5㎝角くらいに切る。
❷切った黒バナナとめんつゆを合わせる。
❸❷に白ゴマをパッとふりかけ、サッとあえる。

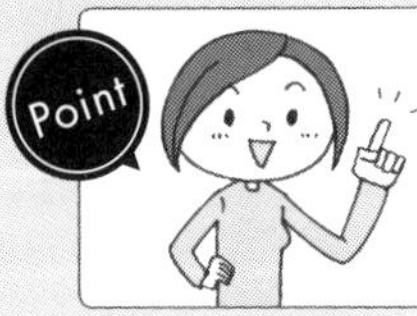

※黒バナナは、なるべくつぶさないようにしましょう。ねっとりした黒バナナと、白ゴマのつぶつぶ食感が楽しめます。

Recipe 02

レーズンバターとの相性抜群!
黒バナナサンド

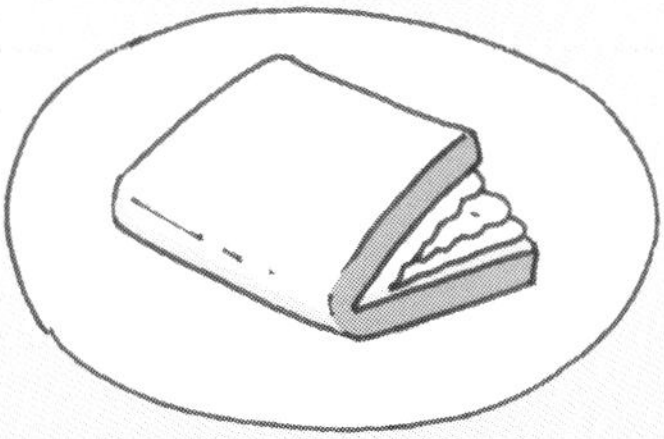

昼食にオススメのメニューです。レーズンバターは乳酸菌が豊富で、黒バナナの整腸パワーをさらに高めてくれます。なにより、レーズンバターとバナナの相性は抜群です。

● 材料（1人前）
- 黒バナナ…1本
- 食パン（8枚切り以上の薄さ）…1枚
- レーズンバター…少々

● つくり方
❶黒バナナは縦に2つに切る。
❷切った黒バナナをラップなどで包み、上から手で押さえて軽くつぶす。
❸食パンにレーズンバターをしき、片側半分にバナナをのせる。
❹食パンを半分に折って、完成。

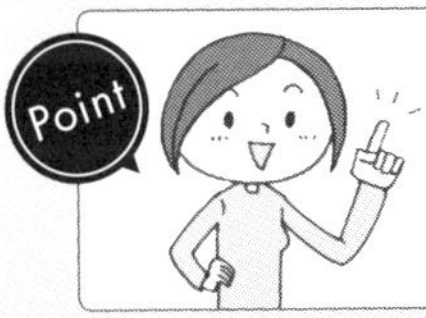

※パンはトーストすると香ばしくなります。パンのサクッとした食感と、黒バナナの風味が絶妙な味わいです。

Recipe 03

フルーツ＋生野菜の最強コンビ!

黒バナナとトマトのサラダ

サラダに甘いバナナを入れるなんて……と、ためらうかたも多いと思いますが、これが意外と合うのです。トマトに含まれるリコピンは、活性酸素を除去し、がんや心臓病などの予防効果もあります。「フルーツ＋生野菜」で、腸から元気になりましょう。

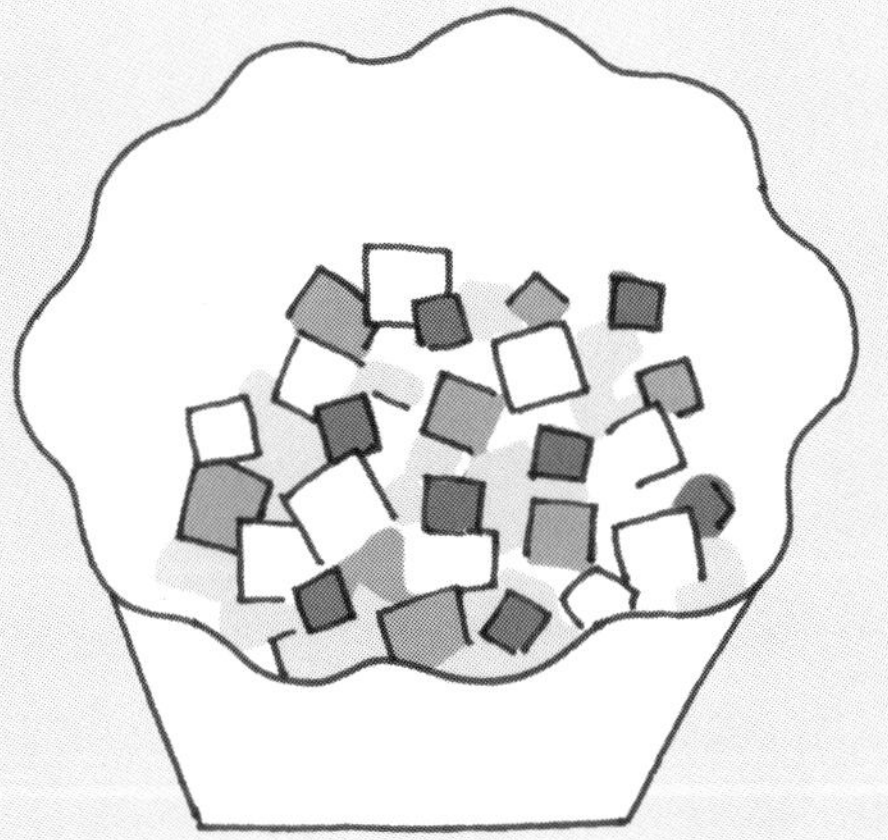

● 材料（２人前）

・黒バナナ…１本
・ニンジン…1/5本
・トマト…１個
・フラクス油…大さじ１
・レモン汁…小さじ１
・塩…少々
・黒コショウ…お好みで

● つくり方

❶ニンジンは皮をむいて１cm角くらいに切る。
❷ニンジンがやわらかくなるまで５～７分ほどゆでる。（電子レンジでもＯＫ）
❸ニンジンの粗熱がとれたら、黒バナナとトマトを切る。
黒バナナは１cm角に、トマトは1.5cm角くらいに。
❹ボールにすべての材料を入れて、軽くあえる。

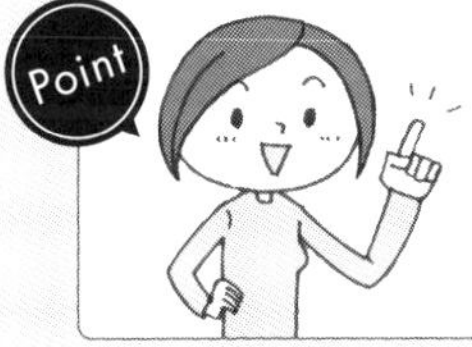

※冷蔵庫で冷やして、味と具材をなじませるのが、おいしく食べるポイント。
※黒バナナは切るとすぐに変色するので、あえる直前に切りましょう。

Recipe 04

おいしいデトックスおかず!

黒バナナ入りポテトサラダ

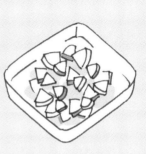

ポテトサラダに黒バナナ……。甘しょっぱさが意外とクセになる味です。そもそもジャガイモは「カリウムの王様」といわれ、ビタミンCも豊富な食材。高血圧、動脈硬化、むくみの予防などにも有効です。

● **材料**（2人前）

・黒バナナ…1本
・ジャガイモ…1個
・マヨネーズ…適量
・塩…適量
・コショウ…適量

● **つくり方**

❶ジャガイモの皮をむき、1㎝幅のイチョウ切りにする。
❷ジャガイモがやわらかくなるまで10〜15分くらいゆでる。（電子レンジでもOK）
❸ジャガイモの粗熱がとれたら、黒バナナを5㎜幅のイチョウ切りにする。
❹全部の材料をサッとあえる。

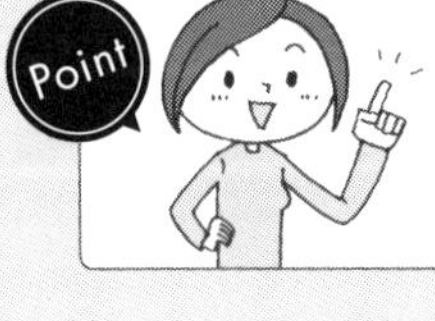

※サッとあえるのがコツ。
※ジャガイモはなるべくつぶさないようにする。
※ハムやキュウリ、タマネギなどを加えるのもオススメ。

Recipe 05

食べる胃腸薬!

黒バナナとダイコンの甘酢あえ

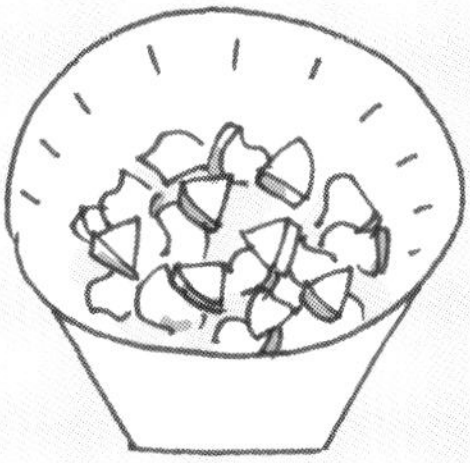

ダイコンもお酢も、さまざまな健康効果が期待できる食材として知られています。消化酵素も豊富で、黒バナナとの"トリプルパワー"は、胃腸にとてもうれしい料理。お酒を飲む機会の多いかたには、とくにオススメの一品です。

● **材料**（2人前）

・黒バナナ…1本
・ダイコン…1/6本
・塩…適量
・酢…大さじ3
・砂糖…大さじ2

● **つくり方**

❶酢と砂糖を混ぜ、甘酢液をつくる。
❷黒バナナとダイコンを薄めのイチョウ切りにする。
❸ダイコンを塩もみし、水分が出たら、水でサッと洗ってしぼる。
❹黒バナナとダイコンを甘酢液と合わせ、パッとあえる。

Point

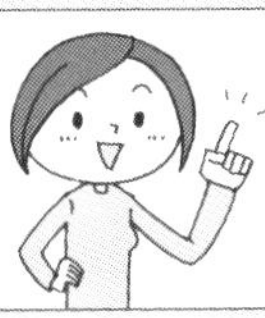

※ダイコンは生で食べることが大事。酵素がたっぷりとれて、さらにそのシャキシャキ感と黒バナナのもっちり感が絶妙です。

本格的な中華料理に!
黒バナナとナスのオイスターソース炒め

中華料理でパイナップルを使うメニューがありますが、同様に、黒バナナを使ったおいしいおかずを試したら、この一品ができました。酵素は 48 度以上で失活するため、黒バナナの酵素は期待できませんが、そのほかの栄養素は生きています。

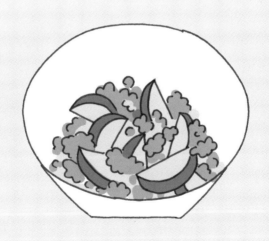

● **材料**（2～3人前）

・黒バナナ…1本
・ナス…2本
・タマネギ…1/2個
・ニンニク…1/2片
・豚ひき肉…100g
・オイスターソース…大さじ2
・塩…少々
・コショウ…少々
・菜種油…大さじ1/2

● **つくり方**

①黒バナナとタマネギは粗みじん切り、ナスは斜め半月切り、ニンニクはみじん切りにする。
②ナスは、水にさらしてアクをとる。
③黒バナナとオイスターソースは混ぜておく。
④フライパンに菜種油を熱し、ニンニクを炒め香りが出たら、豚ひき肉とタマネギを入れ、よく炒める。
⑤❹にナスを加え、塩・コショウをし、しんなりするまで炒める。
⑥❸の黒バナナとオイスターソースを入れて、強火でパッと勢いよく混ぜる。

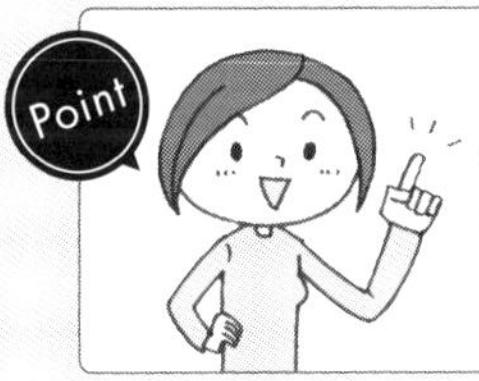

※黒バナナとオイスターソースを入れたら、強火で一気に混ぜるのがコツ。

Recipe 07

甘しょっぱさが食欲をそそる!

鶏もも肉のソテー　黒バナナマスタードあえ

「黒バナナの甘さを生かしたソースを」と考えて、できたのがこの料理です。カリッと焼き上げた鶏もも肉に、とてもよく合います。バナナの酵素がお肉をやわらかくするので、豚肉のしょうが焼きなどに黒バナナを使うのもオススメです。

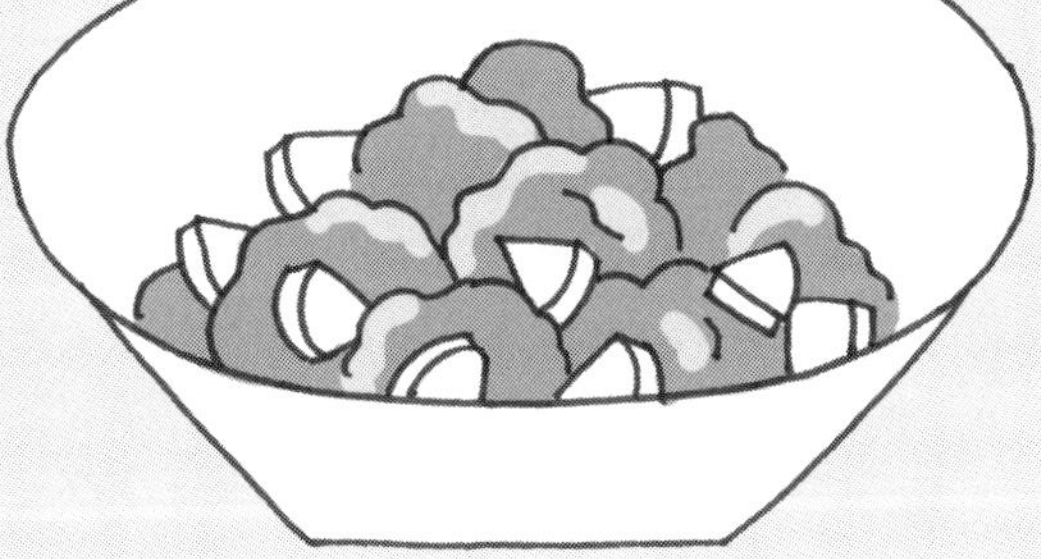

● **材料**（2～3人前）

・黒バナナ…1本
・鶏もも肉…200g
・粒マスタード…大さじ1.5
・はちみつ…小さじ1.5
・塩…適量
・コショウ…適量
・小麦粉…適量
・菜種油…大さじ1

● **つくり方**

①黒バナナは5㎜幅のイチョウ切り、鶏もも肉はひと口大に切る。
②黒バナナ、粒マスタード、はちみつを混ぜておく。
③鶏もも肉、塩、コショウ、小麦粉を袋に入れて、肉になじむように軽くもむ。
④フライパンに菜種油を熱し、❸を入れてこんがり焼き上げる。
⑤❹を器によそい、❷をサッとかける。

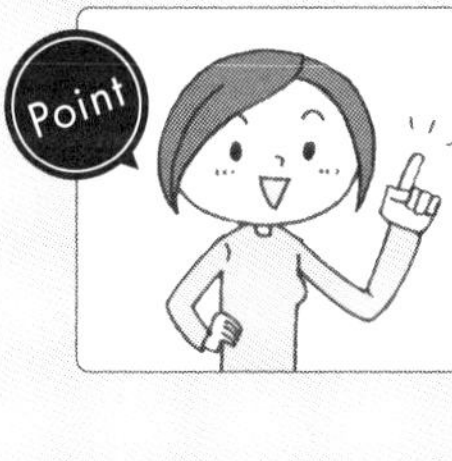

※塩・コショウの量が「ちょっと多い」くらいがおいしくなるポイントです。

便秘を一掃する!
黒バナナのグリーンスムージー

黒バナナはジュースやスムージーにすれば、手軽にとれます。このレシピに限らず、いろいろな食材を試して、あなただけのスペシャルドリンクをつくってみましょう。朝にピッタリのメニューです。

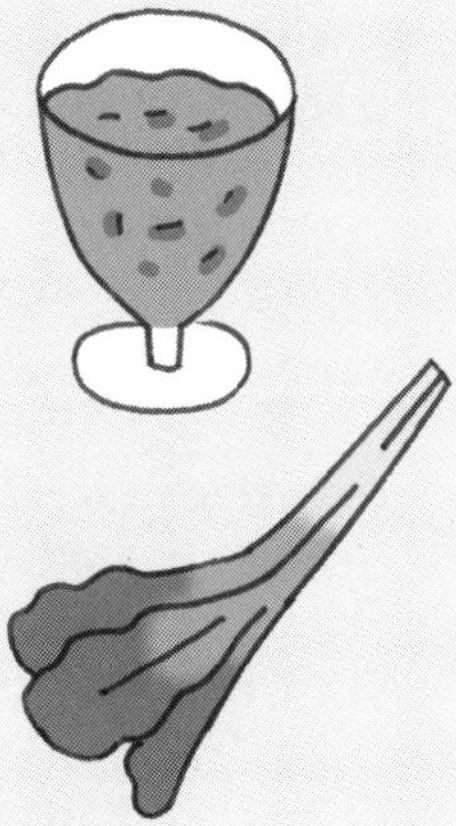

● 材料（1人前）

・黒バナナ…１本
・コマツナ…１～２株
・リンゴ…1/4個
・水…60cc
・豆乳…60cc
・氷…好みで２～３個
（氷を入れる場合は水を減らす）

● つくり方

❶コマツナはよく洗い、ざく切りにする。
❷リンゴはよく洗い、皮のまま芯と種を取り除き、適当な大きさに切る。
❸黒バナナは皮をむき、適当な大きさに手で折る。
❹ジューサーにすべての材料を入れてジュースにする。
※低温ジューサーの使用をオススメします。

コマツナ以外のオススメの野菜

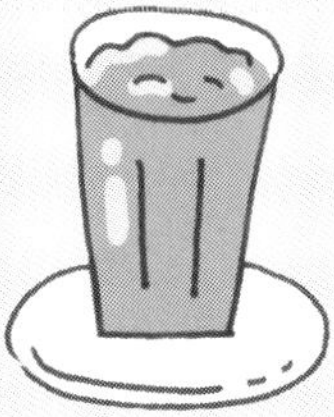

・ホウレンソウ…1～2株
・ゴーヤ…1/2本（思っているほど苦くない）
・ツルムラサキの葉…2～3枚
・トマト…1/2個
・アボカド…1/2個（トロリ濃厚な感じ。ほかの青菜を入れて、さらに美味）

リンゴ以外のオススメのフルーツ

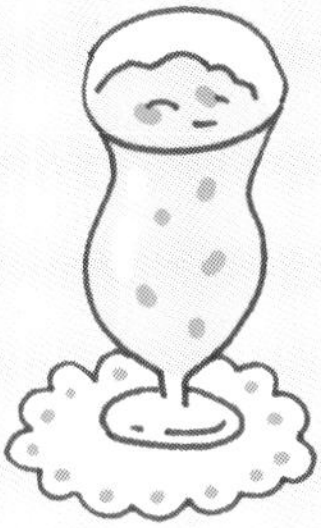

・キウイ…1/2個
・ミカン…1/2個
・イチゴ…3～4個
・ブルーベリー…6～8粒
・レモン（汁）…10cc（小さじ2）
・ブドウ…4～5粒
・桃…1/4個
・スイカ…2㎝幅の三角切り1つ
・ナシ…1/4個

さまざまなバリエーション

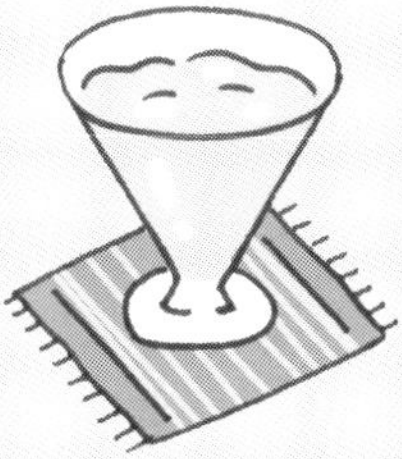

・黒バナナを凍らせておく（氷を入れなくてもおいしくなります）
・ヨーグルトをプラスする（まろやかな味になります）
・ショウガを少し入れる（体が温まります）

血液サラサラになる!
黒バナナ酢

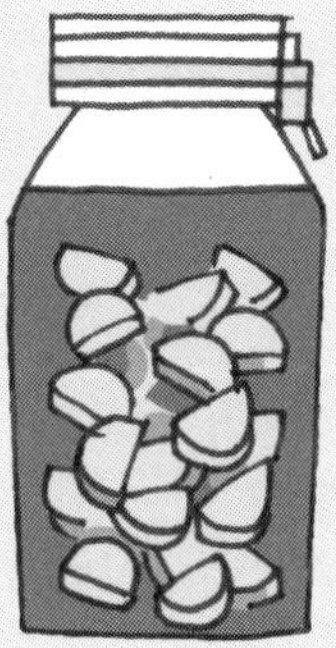

薄めて飲んだり、料理に使ったりできるので、つくりおきしておくと便利です。お酢は美容効果以外にも、血圧を下げたり、内臓脂肪を減らしたり、血糖値の上昇を抑えたりする働きが期待できます。

● **材料**（2人前）
・黒バナナ…１本
・黒砂糖…90g（約大さじ６）
・黒酢…200cc（ふつうのお酢でもＯＫ）

● **つくり方**
❶密閉式の保存容器を煮沸消毒し、よく乾かす。
❷黒バナナを１㎝幅の半月切りにする。
❸黒バナナと黒砂糖、黒酢を密閉容器に入れる。
❹常温で２～３日置いたら完成。
❺途中でかき混ぜながら、液に沈める。
❻バナナは完成して７日目くらいまでに食べましょう。

黒バナナ酢の楽しみ方

水で割って飲む

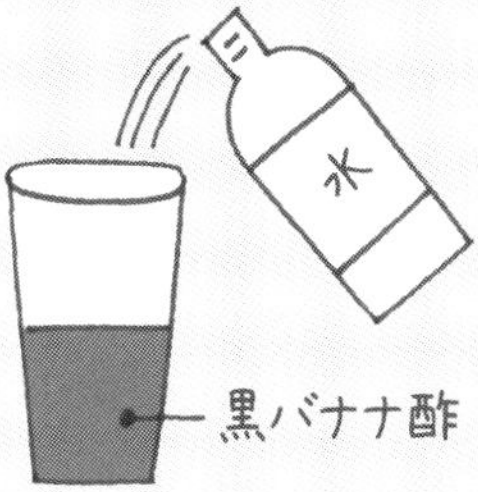

豆乳で割って飲む

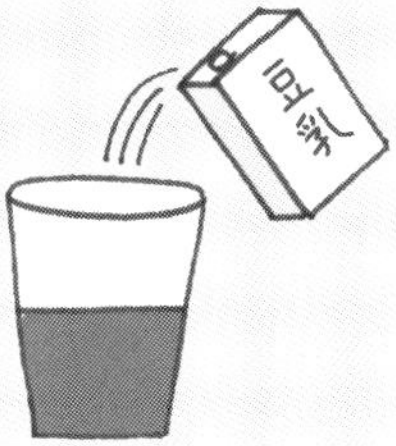

炭酸で割って飲む

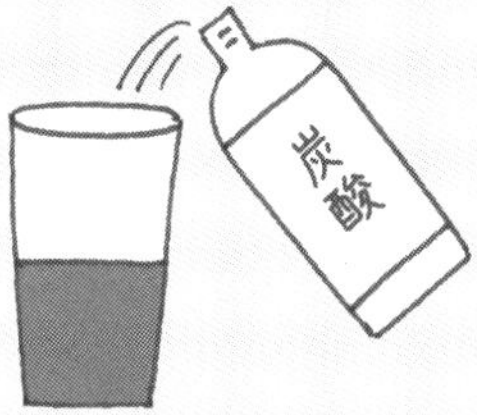

焼酎などに入れて飲む

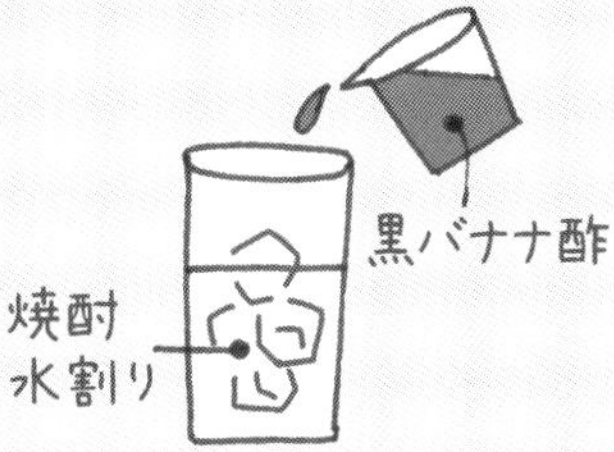

氷を入れてロックで飲む

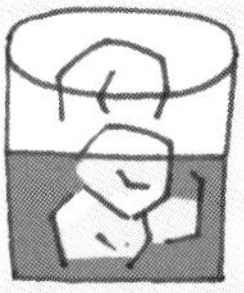

ヨーグルトなどにかける

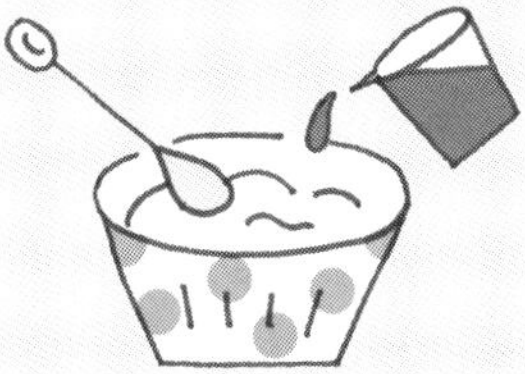

お酒のおともにピッタリ!

黒バナナみそ

ちょっとしたはし休めにオススメの一品です。植物性発酵食品の代表であるみそと黒バナナの理想的な組み合わせ。

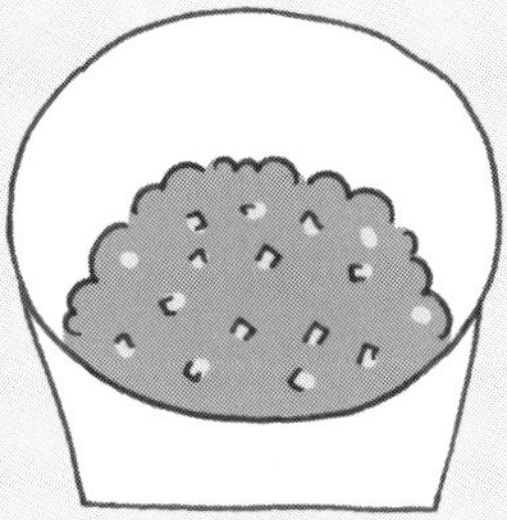

● **材料**（2人前）

・黒バナナ…１本
・アーモンド…４～５粒
・みそ…大さじ２
・粗びき黒コショウ…適宜

● **つくり方**

❶アーモンドは細かく切り刻む。
❷黒バナナは５㎜幅の半月切りにし、包丁の腹やフォークでつぶす。
❸❷にみそとアーモンドを入れる。
❹味見をしながら、粗びき黒コショウを少しずつ入れてあえる。

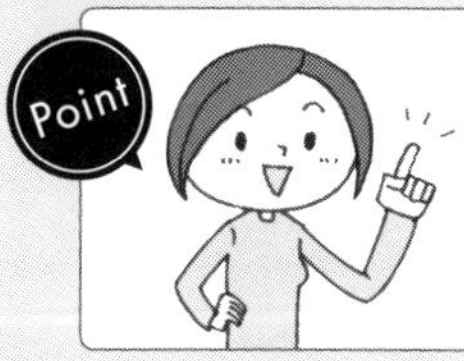

※粗びき黒コショウは、ちょっと多めでもおいしいです。
※味見しながら、黒コショウをあえるようにしましょう。

黒バナナみその楽しみ方

サンチュやレタスなどにのせて食べる

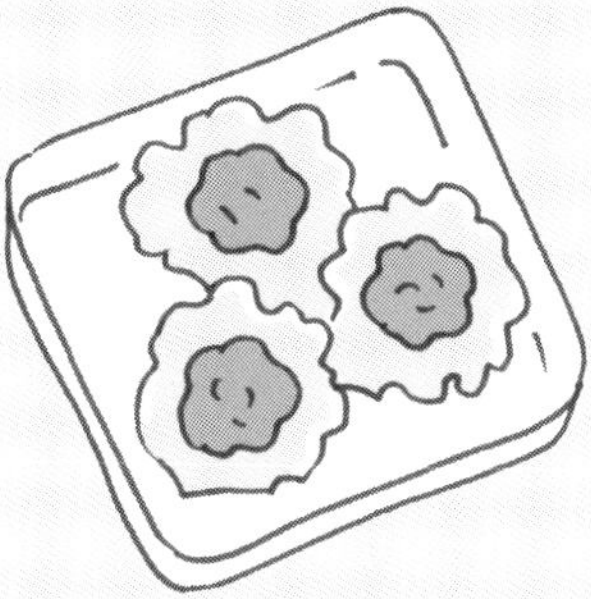

クラッカーなどにのせて食べる

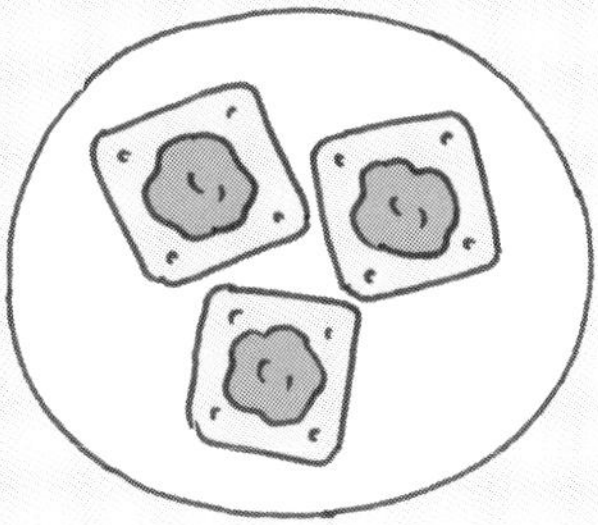

お酒のおつまみに、はしの先でちょっとずつ食べる
（洋酒にも、日本酒にも合います）

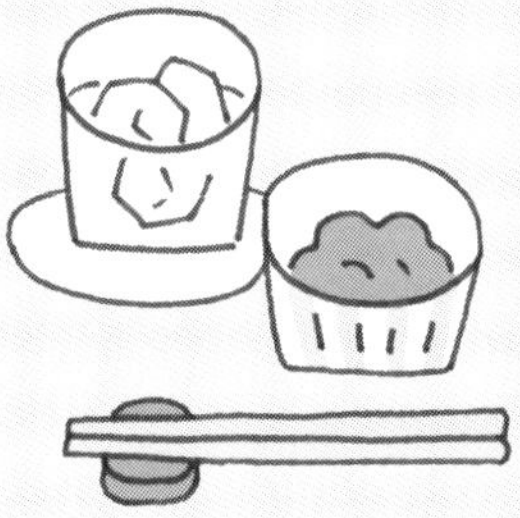

パンにのせて食べる

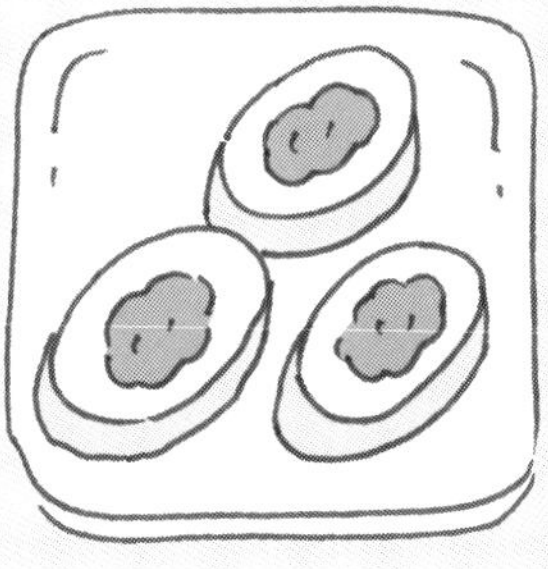

口の中でうま味が広がる!
黒バナナとサーモンの生春巻き

あるお店で「バナナのサーモン巻き」というメニューがあり、ワサビじょう油で食べると、とてもおいしかったので、そこから考えたのが、このメニューです。「生ハムメロン」ならぬ「生ハム黒バナナ」もおいしいので、ぜひお試しください。

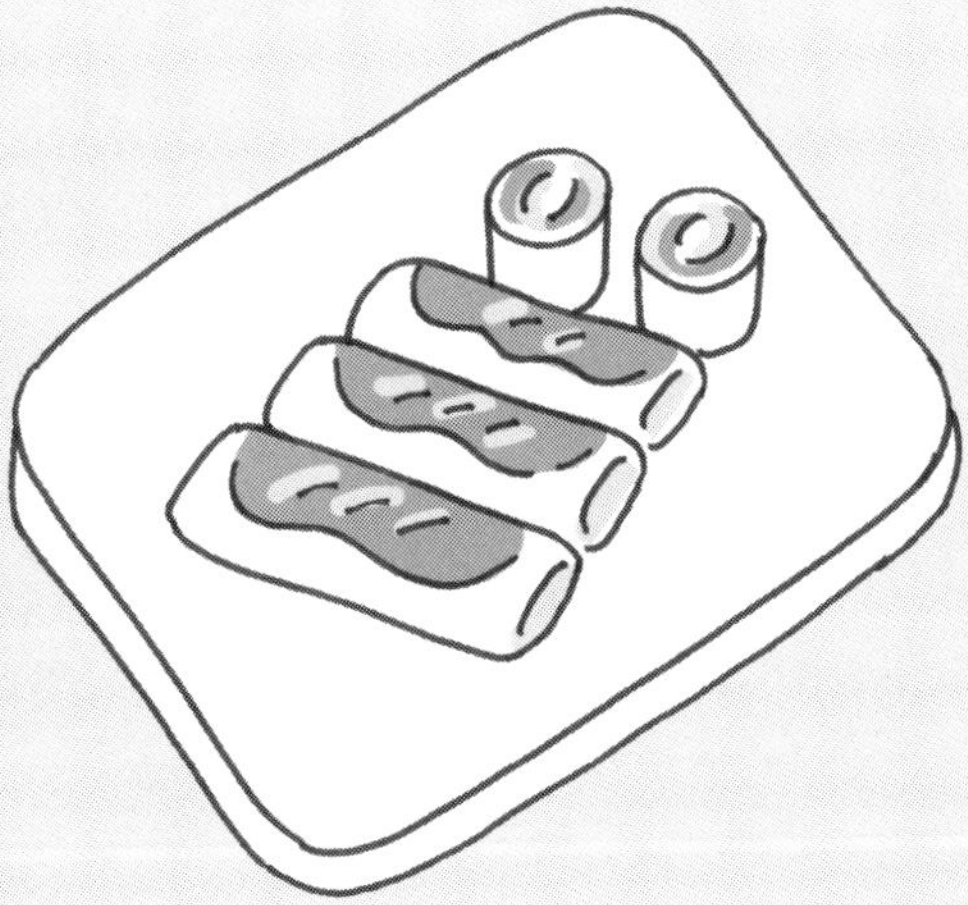

● **材料**（２～３人前）

・黒バナナ…１本
・サーモン…４枚
・バター…適宜
・レタス…２～３枚
・タマネギ…1/6個
・ニンジン…1/6本
・ライスペーパー…２枚

● **つくり方**

❶タマネギは薄切りにし、水にさらす。ニンジンは千切りにする。
❷ライスペーパーはぬるま湯にサッとくぐらせ、キッチンペーパーなどの上に置いて水けを切る。
❸黒バナナは縦半分に切る。
❹ライスペーパー１枚に、サーモンを２枚しく。
❺サーモンの上に、黒バナナ（縦半分）とバターをのせる。（バナナが長いときは、適当な長さにカットしてのせる）
❻❺にレタス、さらにタマネギとニンジンをのせる。
❼ライスペーパーの両端を折って、きつく巻いていく。
❽巻き終わったら、３～４等分する。

材料の代用品として

サーモン ➔ 生ハム、ハム
ニンジン ➔ カイワレ大根、ブロッコリースプラウト

低カロリー〝和スイーツ〟!

みたらし黒バナナ

バナナをスイーツに使うと、とっても風味が豊かになります。でも、焼き菓子の場合は、熱が加わって酵素が死んでしまいます。そこで酵素を生かし、カロリーも抑えた"和のスイーツ"を考えてみました。

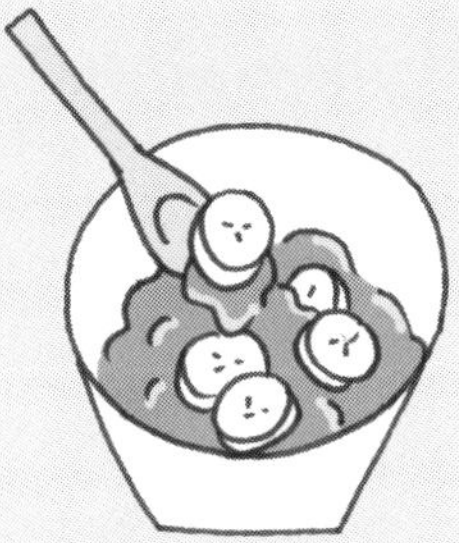

● **材料**（1～2人前）

・黒バナナ…1本
・しょう油…大さじ1
・黒砂糖…大さじ2
・みりん…大さじ1
・片栗粉…小さじ1
・水…大さじ2

● **つくり方**

❶小さな鍋に、黒バナナ以外の材料を入れ、弱火にかける。
❷ゆっくりと混ぜて、トロッとして透明感が出てきたら火を止める。
❸黒バナナを1.5㎝幅の輪切りにする。
❹再び火にかけ、鍋の中のタレがお風呂の温度くらいになったら、バナナを入れる。
❺タレとよくからめて器に盛る。

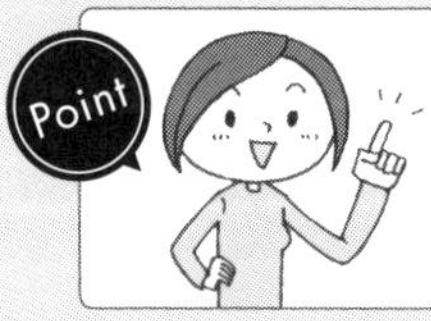

※冷やして食べるとおいしい。
※きな粉をかけて食べるのもオススメ。

コクと深みが出る!

黒バナナカレー

最後は、黒バナナカレーです。

ただし、火にかけるため、酵素が死んでしまいますが、カレーにコクと深みが出るので、老若男女のかたにオススメです。

各家庭でつくられるカレーに、黒バナナを加えるだけです。

黒バナナの香りが少し鼻につくというかたもいるようですが、その場合は、ニンニクを少し多めに入れるといいでしょう。

また、甘味が増すので、カレー粉を辛口にするといいかもしれません。

カレーをつくる際は、ぜひ一度、試してみてください。

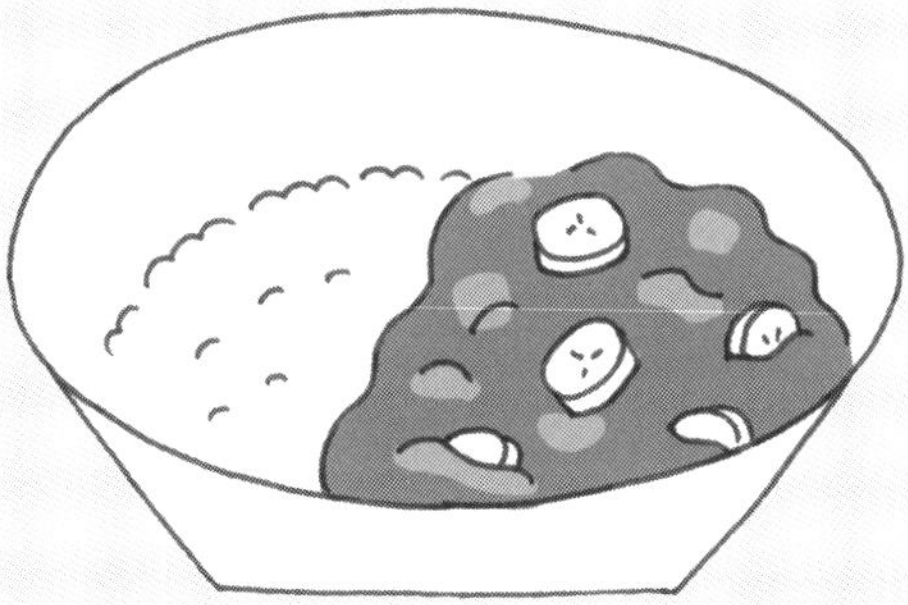

第6章

健康で長生きするための

〝鶴見式〟生活習慣術

病気、不調知らずになるために

ここまで、「黒バナナがなぜ健康にいいのか」というお話しをしてきました。

黒バナナには、酵素や食物繊維、ビタミン、ミネラル、抗酸化成分などが豊富に、かつバランスよく含まれているので、体を元気にしてくれることがおわかりいただけたと思います。また、エネルギー源としても、即効性と持続性をあわせもっており、スポーツ選手だけでなく、すべての人の理想的な活力源であることもご理解いただけたでしょう。さらに、甘いものが食べたいときでも、黒バナナなら、太る心配をせずに気軽に食べられるので、ダイエット中の人にもピッタリな食材なのです。

とはいうものの、「黒バナナさえ食べていれば健康でいられる」というわけではありません。それは、**食べたものから私たちの体はつくられ、毎日のあらゆる活動によって成り立っている**からです。

日々、体にいいものをバランスよく食べ、適度に運動して、快適な睡眠をとるといった生活習慣によって健康になる――。

しかし、残念ながら、多くの人はこれらのことができていません。現に、私のクリニックを訪ねてこられる患者さんの多くは、そのために重い病気になっているのです。私の患者さんだけではありません。多くのかたが、いま、がんや糖尿病、高血圧といった病気を抱えていなくても、なんとなく調子が悪いといった半病人状態にあるのではないでしょうか。

それは**日々、体に悪いものを食べ、体に悪い生活をしているから**です。

多くのかたが、それを頭ではわかっていながら、「食べたい」「やりたい」「しかたがない」とコントロールできないまま、知らず知らずのうちに、病気のほうに歩みを進めているように思います。

「いまの生活をすべて改め、僧侶《そうりょ》や仙人のような生活をせよ」とはいいません。その代わりに、いまの生活を続けるのなら、せめて1日1本、黒バナナを食べましょうというのが、この本の狙いです。そして、この章では黒バナナだけでなく、いつまでも健康ですごすために、私がオススメする生活習慣についてお話ししたいと思います。

どれかひとつでも、黒バナナと合わせて実践することをオススメします。

酵素食品を食べて若々しさと健康を手に入れる！

酵素の役割についてはすでに説明していますが、ここで改めて、かんたんにお話ししたいと思います。

酵素を多く含む食べものには、バナナ以外ではリンゴ、ミカン、キウイなどのフルーツや、キャベツ、ニンジン、セロリなどの生野菜、納豆、キムチなどの植物性の発酵食品があります。毎日の食事に、これらの食品を積極的にとり入れることをオススメします。

では、なぜ酵素を補給することが大切なのか。

酵素には、「代謝酵素」と「消化酵素」の2つの働きがあります。

私たちの体では、毎日1～2兆個の細胞が生まれ、死んでいきます。代謝酵素はすべての細胞の中にあり、細胞の活動に関わっています。「私たちが日々活動し、健康を維持するのに、代謝酵素の働きが不可欠」というのはこのためです。

また、私たちは食べものを消化し、それをエネルギーに変えて生きています。その消化・吸収に大きく関わっているのが消化酵素なのです。つまり、消化酵素がなければ、食べものをエネルギーに変えたり、生命を維持したりすることができません。

私たちの体内では、酵素の一定量が代謝と消化に振り分けられて使われているのです。

それらの酵素は、どうやってつくられるのか。

酵素には、体の中でつくられる「体内酵素」と、食べ物からとる「体外酵素」があります。

体内酵素は全身の細胞でつくられますが、一生のうちに生産される量が決まっています。しかし、それでは生きていくために必要な酵素は、年とともに減っていく一方です。そのため、**私たちが若さや健康を保つには、2つのことが必要になります。**

ひとつは、酵素を節約すること。つまり、**代謝や消化に使う酵素を極力減らすことです。**イライラしてストレスがたまったり、タバコを吸ったりすることでも、酵素は消費されてしまいます。私が「食べすぎはいけない」とくり返しいうのも、食べすぎが消化酵素のムダ遣いにつながるからです。

そしてもうひとつが、酵素を外から積極的に補充する方法です。それには、**酵素をたくさん含む食べものをとること**が有効になります。

酵素を多く含む食べものには、同時に抗酸化作用のある栄養素（ファイトケミカル、ビタミン、ミネラル）に満ち満ちていることも見逃せません。

酵素をとる際の注意点としては、**酵素は48度以上の熱で失活する（効力を失う）ため、フルーツや野菜は生で食べるようにしましょう。**

より手軽に酵素をとるためのヒント

●フルーツや野菜をジュースにする

「野菜を多く食べるために、いつも加熱する」という人がいます。たしかに生の野菜を大量に食べるのは、ちょっとしんどいですよね。

そこで私がオススメするのが、ジュースにすることです。フルーツや野菜をいっしよにジュースにすれば、それぞれの栄養を効果的に吸収することができます。

その際に、次のような点に注意すると、さらにいいでしょう。

・しぼりたてを飲む（酵素がいきいきしているうちに）
・おなかが空いているときに飲む（消化・吸収にいい）
・かむようにして飲む（唾液の消化酵素がよりよく働く）
・しぼりかすも飲む（食物繊維がとれる）
・種は取り除く（すい臓に負担をかけない）

●フルーツや野菜をすりおろす

すりおろすと、酵素の量は10～100倍に増えます。それは、細胞の膜が破れて、中に閉じ込められている酵素が出てくるからです。つまり、ムダなくとることができるのです。

さらに、すりおろしたものは、固形のものよりも消化しやすく、消化酵素のムダ遣いも防ぎます。

また、フルーツや野菜は、皮ごとすりおろすことで、より酵素をとることができます。それは、皮に酵素がたくさん含まれているからです。ただし、よく洗っても農薬が気になるというかたは、できれば無農薬のものを選びましょう。

すりおろしたら、すぐに食べるようにしてください。放置しておくと酸化してしまい、酵素の働きを阻害するからです。

すりおろしに適した食材は、フルーツではリンゴ、ナシ、野菜ではダイコンのほか、ヤマイモ、ニンジン、ショウガ、ニンニク、タマネギ、カブ、レンコンなどの根菜類。さらには、セロリ、キュウリなどもオススメです。キュウリは脂肪を分解する酵素を多く含むため、脂っこい料理といっしょに食べるといいでしょう。

●植物性の発酵食品を食べる

発酵食品も、酵素が手軽にとれる食品です。

発酵食品には、動物性と植物性があります。

チーズやヨーグルトは牛の乳からできるので、動物性の発酵食品です。

私がオススメするのは、植物性の発酵食品です。

その代表が納豆です。ほかにも、漬物、みそ、しょう油、米酢、みりん、カツオ節。さらには、甘酒や日本酒、焼酎も発酵食品です。

国外にも、韓国のキムチ、中国のザーサイ、ドイツのザワークラウト（キャベツ）、欧米のピクルスなどがあります。

納豆は、かき混ぜるほどネバネバが強くなり、酵素の働きも強くなります。ナットウキナーゼという酵素はたんぱく質を分解する働きをしますが、あのネバネバには、脳梗塞や心筋梗塞を予防する力もあるのです。

食品は発酵していく過程で、酵素が増えていきます。

このため、発酵食品を食べると、腸内細菌が増え、腸内環境が整いやすくなります。さらに、消化力や免疫力が上がるため、健康な体づくりに欠かせない食品なのです。

腹6分目が人を元気にする

健康には、なにを食べるかも大切ですが、「どんな食べ方をするか」ということも重要です。

その基本は食べすぎないことです。健康には「腹8分目がいい」といわれていますが、私は「腹6分目がいい」と考えています。

食べすぎは消化不良をおこし、腸内を腐敗させて病気をつくるうえ、消化するのに酵素をムダ遣いしてしまうため、体を弱らせる元凶といえます。

江戸時代までは、日本人は1日2食だったといわれています。3食になったのは明治になってからのことです。明治維新は、日本人の食の大変革期でもあったのです。

さらに第二次世界大戦後、食生活は大きく変わり、それまで以上に欧米型の食事が普及しました。肉をたくさん食べたり、脂肪分の多い食事をする習慣ができたのです。また、コーラをはじめ、糖分の多い飲みものを日常的に飲むようにもなりました。

こうした食生活の変化とともに、日本人に心臓病、がん、脳梗塞、糖尿病、アレルギーなどの病気が増え、それが原因で亡くなる人が急増したのです。

私たち日本人は、いま、ここで食生活を見直さないと大変なことになるというのが私の見解です。

かつて、アメリカでも同じ問題に悩んでいました。そこでアメリカ政府は、食生活の問題を〝国家存亡の危機〟ととらえ、大規模な調査と研究に取り組んだのです。

その結果、**「がんや心臓病などのさまざまな病気は、肉食中心の誤った食生活が生み出した〝食原病〟であり、薬では治らない。ただちに食生活を改善する必要がある」**という報告がなされました。それは1977年に発表されたマクガバン・レポートと呼ばれる5000ページの膨大な調査・研究書でした。

これが転機となり、アメリカの健康政策は大きく転換することになったのです。

一方、日本では、それと同時期に食の崩壊が始まり、〝大病国家〟への道を歩み続けることになりました。

以下は、食生活に関する質問です。消化不良をおこす原因と思われるものを挙げました。ご自身の食事生活を振り返りながら、答えてみてください。

Q1 □ **おなかいっぱい食べている（食べすぎだと思う）。□**

Q2 □ **夜遅く、20時以降に食事をする。□**

Q3 □ **食べてすぐに寝てしまうことがある。□**

Q4 □ 加熱食が多い（生食が少ない）。□

Q5 □ 朝食をしっかり食べている。□

Q6 □ 肉などの動物性食品をよく食べる。□

Q7 □ 甘い菓子類をよく食べる（洋菓子・和菓子、スナック菓子、アイスクリーム、チョコレートなど）。□

Q8 □ 動物性バターやマーガリン、マヨネーズをよく使う。□

Q9 □ お酒を飲む機会や飲む量が多い。□

ファスティング（断食）のすすめ

前ページの質問に、いくつチェックがついたでしょう？

チェックの数が多いほど、腸内環境は悪いといえます。腸が汚れると、細胞は弱っていきますが、それを正常な状態に戻すかんたんな方法が、ファスティングです。

ファスティングは、断食を意味する英語です。

しかし、これまでふつうに食事をしていたという人が、いきなり断食を始めるのは

半日断食のやり方

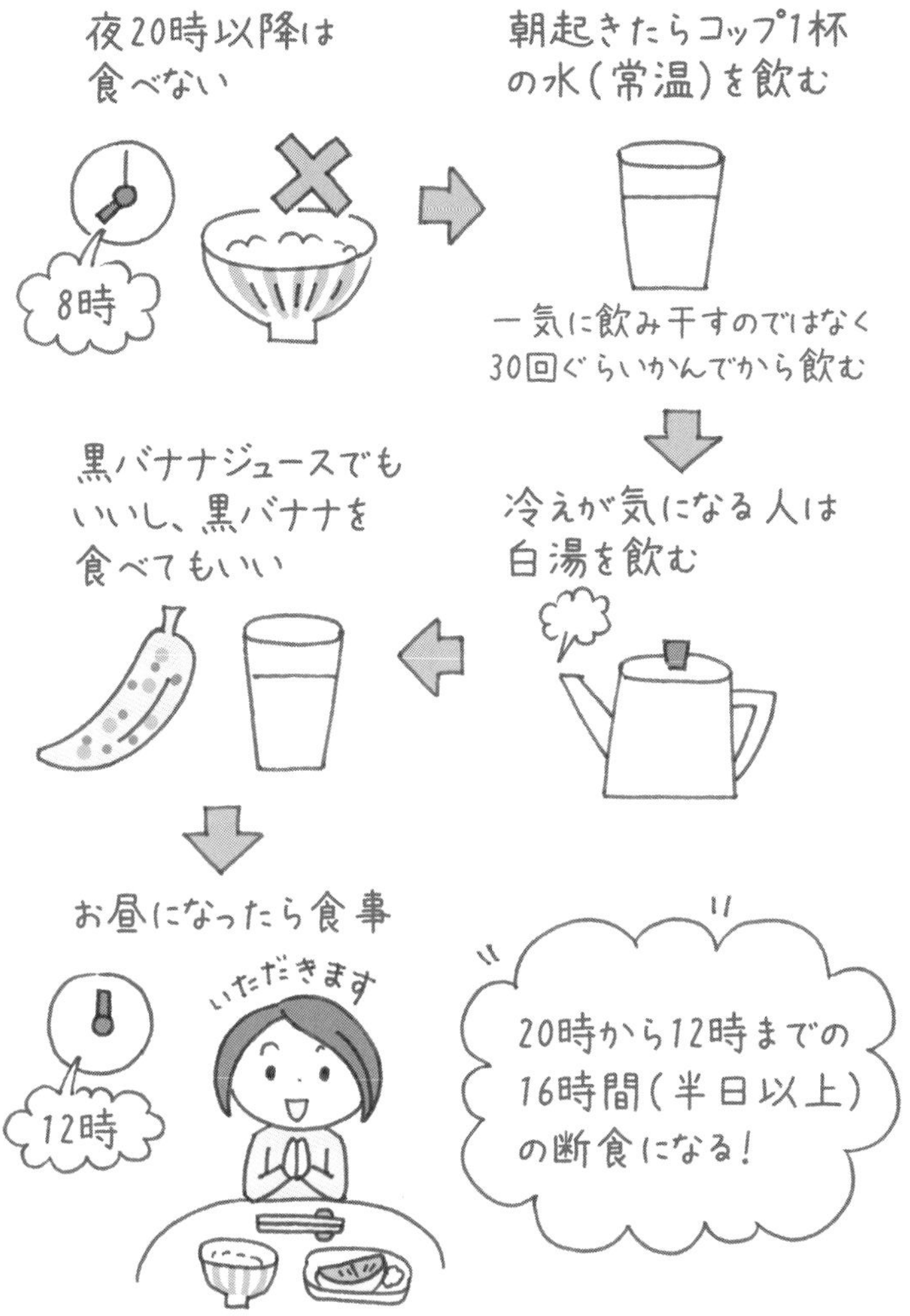
夜20時以降は
食べない
8時
朝起きたらコップ1杯
の水(常温)を飲む
一気に飲み干すのではなく
30回ぐらいかんでから飲む
冷えが気になる人は
白湯を飲む
黒バナナジュースでも
いいし、黒バナナを
食べてもいい
お昼になったら食事
12時
いただきます
20時から12時までの
16時間(半日以上)
の断食になる!

とてもむずかしいと思います。ですから、まずは、夜の20時から翌日の12時まで食べない（あるいは朝にフルーツや生野菜だけ）という「半日断食」からスタートするのがいいでしょう。

それでも続かないかたは、せめて朝だけは、黒バナナなどのフルーツや生野菜を少しだけ食べる、あるいはフルーツや野菜をジュースにして飲むことをオススメします。

腸内環境がかなり悪化しているというかたは、できれば数日食事をとらないくらいのほうがよりいいでしょう。

２０１５年の夏に、俳優の榎木《えのき》孝明《たかあき》さんが30日間も水しか飲まない断食を敢行《かんこう》しました。彼の『30日間食べることをやめてみました』（マキノ出版）という本には、便はくさくなくなり、量が増え、体調が良好になったことが書かれています。

食べすぎたら、あるいはおいしいものを食べたら、ときにはファスティングをおこなってみましょう。

しかし私は、やはり水だけでは危険だと思います。もしも半断食するならば、少しはフルーツをとり入れたほうがいいでしょう。そのほうが無理なくできるでしょう。

フルーツや生野菜だけを食べていてもダメ

食生活において、「これだけ食べていればいい」ということはありません。

大切なのはバランスです。

酵素をたっぷり含んでいるフルーツや生野菜をオススメしていますが、いつもそれだけでは飽きてしまいます。肉や加熱した野菜を食べたいときもあるでしょう。

野菜は生がいいのですが、たとえば、シイタケやダイコンは、干すことでミネラルが豊富になり、それを煮たものは生より栄養価が高くなります。

そこで、食事のバランスとして、次のような比率がいいと考えています。

生のフルーツや生野菜などの**生食が5割、加熱した料理が5割。**

加熱料理では、**野菜やキノコ、豆、イモ類が6割、肉や魚、卵は4割。**

これはあくまでも目安で、おいしく、ムリなく食べることが健康の秘訣《ひけつ》です。

現代のおいしいものは、実は体に悪い

ステーキ、焼き肉、焼き鳥、脂の乗った焼き魚、マグロのトロ……。さらに、生クリームたっぷりのケーキ、濃厚なアイスクリーム、やわらかい大福などは、好きな人にはたまらないものばかりです。

私が考える現代食の三大悪は、ファストフード、インスタント食品、スナック菓子です。それは〝食品添加物だらけ〟といえるからです

こうした「おいしいもの」は体に負担をかけ、食べすぎれば確実に害になります。

「ハハキトク、オカーサンラ、ヤスメ」

これは暗号ではありません。子どもたちの大好物なものの頭文字からとった言葉です。そして、これらの食べものが小児成人病を増やし、子どもの肥満を増大させているともいわれています。

ハンバーグ、**ハ**ムエッグ、**ギ**ョウザ、**ト**ースト、**ク**リームシチュー、**オ**ムレツ、**カ**レーライス、**サ**ンドイッチ、**ラ**ーメン、**ヤ**キソバ、**ス**パゲティ、**メ**ダマヤキです。

子どもだけでなく、大人も大好きなものばかりですね。

ここでアフリカでの事例を紹介します。

1960年代までは見られなかった病気が、それ以降、アフリカ人の間に急増しました。便秘、盲腸炎、痔《じ》、大腸がん、肥満、糖尿病、心臓病、静脈瘤《りゅう》、胆石、痛風、腎臓結石、脳卒中、高血圧、リウマチ、乳がんなどです。

原因は、やはり食生活の変化でした。ヨーロッパやアメリカから入ってきた食事が彼らの体をむしばんでいったのです。

具体的には、肉、卵、牛乳、チーズ、乳脂肪製品、パン、砂糖菓子、砂糖飲料、チョコレートといったものです。

これらのものは、みなさんも日ごろからよく食べているものではないでしょうか。体に悪いからといって、これらすべてを禁止するのは、ストレスになるでしょう。それであれば、こういった事例があることを念頭に、おいしいものと上手につきあっていくことが、健康体を維持していく秘訣なのです。

「酸化」と「糖化」の害

活性酸素が体をサビさせる、という話をしました。鉄が酸素とくっついてサビるように、体も活性酸素などにさらされると、劣化します。これは「酸化」と呼ばれ、さまざまな病気の原因になります。

食品の「酸化」も同じように、酸素とくっつくことで、やはり体に有害なものになるのです。たとえば、リンゴは皮をむいておくと、実の表面が茶色くなってきます。これはリンゴが酸素に触れて、酸化している証《あかし》です。また、油は酸化しやすく、揚げ物やスナック菓子は、その代表例です。このように、酸化した食品は有害で、それを食べることは、体をサビつかせる原因となります。

この酸化した食品もよくありませんが、それと同じくらい悪いのは「糖化」です。

糖化とは、文字通り「糖と化す」こと。たんぱく質と糖質の結合をいうのですが、なにがいけないかというと、これによってたんぱく質が劣化するのです。

たとえば、焼いて焦げたパンは〝糖化パン〟ですし、しょう油と砂糖で煮詰めた野菜の煮物も〝糖化野菜〟です。

体にとって、酸化は〝体のサビ〟ですが、糖化は〝体のコゲ〟といえます。糖化した食品を食べ続けると、AGEという有害物質が体に蓄積し、これが血管や骨をはじめ、体の細胞をボロボロにしていくのです。

これによって動脈硬化などが進み、心筋梗塞や脳卒中、骨粗しょう症、糖尿病、アルツハイマー病、パーキンソン病などがおこりやすくなります。ほかにも、筋肉の老化、腰痛や肩こりをはじめとする全身の不調や肌トラブルが引き起こされます。そもそも糖尿病の指標HbA1c（ヘモグロビンエーワンシー）は糖化の指標です。

糖化物質は、ポテトチップスやフライドポテト、クッキーやビスケット、チョコレート、かりんとうなどに多く含まれます。パンやパスタ、ラーメンも糖化物質です。また、焼く、炒める、揚げる、甘辛く煮るという調理法もAGEを急増させます。

いちばん糖化しているものは人工肉（ハム、ウインナー、ソーセージ、ベーコン、サラミ）でしょう。2015年10月にWHOは「ハム、ウインナー、ベーコン類を毎日50g食べ続けると、発がん率は18％も上がる」と発表して世界を驚かせました。

その理由の最大のものは、これらの食品の糖化がものすごいからです。

しかし、これらを食べないというのは、現実的にはむずかしいでしょう。ですから、なるべく減らして、フルーツや生野菜をより積極的に食べることを心がけましょう。

健康で長生きするための習慣

食生活のほかにも、日ごろから実践してほしい生活習慣があります。

次にそれをまとめてみました。

●タバコを吸わない、お酒を飲みすぎない

活性酸素の有害性についてもお話ししましたが、現代の日本では、30年前の1000倍の活性酸素が発生しているといわれています。

とくに都市部ほどその害が激しく、その原因は、大気汚染、水質汚染、家電の電磁波、農薬や殺虫剤、さらには食品添加物、悪い油、高たんぱく食、高コレステロール食など、私たちがふつうに生活していたら、自然に身に受けているものばかりです。

そして、これに加え、**喫煙と飲酒の習慣も活性酸素を大量に発生させます。**この2つは、やめようと思えばやめられる習慣です。

とくにタバコは百害あって一利なしです。

お酒は、適量であれば飲んでもかまいませんが、飲みすぎは禁物。

一日あたりの酒量の目安は、「ビール＝大びん1本」「ワイン＝240ml（ボトル3分の1）」「焼酎＝110ml」「日本酒＝1合（180ml）」「ウイスキー＝60ml（シングル2杯、もしくはダブル1杯）」です。

飲みすぎた日の翌日は飲まないなど、1週間単位で帳尻を合わせるようにしましょう。飲まずに肝臓を休ませる〝休肝日〟は必要です。

●よく歩く

知り合いの編集者などに「デスクワークが多いでしょ。体を動かさないとダメですよ」というと、「運動する時間がなくて……」と返されることが多くあります。

そんなときは、**「運動できなくても、歩けばいいのです」**とアドバイスすることにしています。歩くだけなら、いますぐでもできます。お金もかかりません。

さらに、朝の散歩で日光を浴びると〝幸せ物質〟と呼ばれるセロトニンが増え、精神的にも落ち着くという効果があります。すると、体の中でビタミンDがつくられ、骨や血管を丈夫にするため、がんや高血圧、糖尿病の予防にもなるのです。

なにより、外を歩くのは気持ちがいいです。植物の変化を見ながら季節を感じたり、街を歩いて新たな情報を得たりできるので、脳への刺激にもなります。忙しくて心に余裕がないときほど、散歩するようにしましょう。

理想は1日1万歩、6～7㎞歩くといいとされますが、30分くらいでもかまいません。週に3日程度でもOKです。極端な話、まったく動かない生活より、週に1日でも動いたほうがいいわけですから。そんな軽い気持ちで歩いてみるといいでしょう。

オススメは、通勤の途中、目的の駅の1駅か2駅前から歩くこと。あるいは、エスカレーターやエレベーターを使わず、階段を使うようにすることです。

「足は第2の心臓」といわれますが、それは脚の筋肉に、血液を全身に流すポンプ機能があるからです。つまり、歩くことで、血流がよくなるわけです。

そもそも、歩かないと疲れないため、よく眠れないことになります。ウォーキングはいい眠りのもとでもあるのです。日光はセロトニンホルモンを格段に増やすのですが、これは夜、暗くなるとメラトニンホルモンに転換されます。このメラトニンが、深く良質の睡眠をもたらしてくれるのです。

●笑うことを心がける

日本には「笑う門には福来《きた》る」ということわざがあります。ここでいう福には、健康も含まれるでしょう。

英語にも「Laughter is the medicine」(笑いは薬だ)ということわざがあります。

実際、笑うことでストレスに強くなることや、免疫力が高まること、血糖値の上昇が抑えられることなどがわかっています。

アメリカのジャーナリストがご自身の体験を語っています。ノーマン・カズン氏は強いストレスにさらされ、50歳のときに首から下が麻痺《まひ》する症状に見舞われました。入院し、薬漬け、点滴漬けの生活をしますが、病状はまったく回復しません。そこで思いきって、薬漬けの生活をやめて〝笑い漬け〟の生活をすることにしたのです。病院ではなく、ホテルの一室で、毎日毎日コメディ映画やお笑い番組を見続けました。すると8日後には手の指が動き、さらに数か月後には完治してしまったのです。

ストレス漬けの毎日で、笑ってなんかいられない。というかたもいるでしょうが、そんな人には、次のような言葉をプレゼントしたいと思います。

人は楽しいから笑うのではない。笑うから楽しいのだ。

アメリカの心理学者・哲学者のウィリアム・ジェームズ氏の言葉とされていますが、名言だと思います。つらいときにも笑ってみましょう。体の中には、福がやってきてくれるはずです。

食べすぎない、食べてすぐに寝ない——あとがきに代えて

人間の体を樹木にたとえると、樹木の幹《みき》は、人間のボディにあたります。その中には、骨や筋肉、そして表面には皮もあります。また、樹木の中には管《くだ》があり、水分や養分が届けられます。葉っぱは太陽の光を浴びて光合成をし、ガス交換をするので、人間の肺のようです。

そして、樹木の根にあたるのが腸です。地中から栄養や水分を吸収し、樹木に送り届けます。樹液は血液やリンパ液のようなものでしょう。

樹木は根から腐ります。土壌が悪ければ、樹木は枯れていきます。

人間も同じで、食べもの（土壌）が悪ければ、根が腐り、体も元気をなくします。

健康の大もとは、樹木にとっては根であり、人間にとっては腸なのです。

健康の要である腸を元気にする手段のひとつとして、私は黒バナナをオススメしています。黒バナナは、腸を善玉菌だらけにしてくれます。

現代人の生活は、食も環境も、さまざまな有害物質に取り囲まれています。

目まぐるしく変動し、心が落ち着くことのない毎日も、心と体を疲弊《ひへい》させます。

そんな悪環境に追い打ちをかけるように、食べすぎ、飲みすぎが加わります。

しかし、それを完全に避けるのは、現代を生きる私たちにはむずかしいでしょう。

おいしいものを食べたり、深夜に遊んだり、お酒を飲んで羽目を外したり。そうした楽しみがあるから、日々を生きていくことができるからです。それは私も同じです。

だから、せめて、黒バナナを食生活にとり入れてみましょうというのが、医師である私の願いです。

みなさんの病気を治すより、みなさんが病気にならないほうが、医師としてはうれしい。そんな思いで、この本を書きました。

この本を読んだら、まずは実践していただけることを願っております。

最後までおつきあいいただき、ありがとうございました。

鶴見隆史

1日1本で医者いらずになる
黒バナナ健康法

発行日　2015年12月24日　第1刷
発行日　2016年 1 月20日　第2刷

著者　鶴見隆史

デザイン　河南祐介＋五味聡（FANTAGRAPH）
イラスト　木下もへ
撮影　野地哲也
編集協力　伊藤洋次、山城稔、村本篤信
校正　宮川咲、荒井順子

編集担当　小林英史
営業担当　菊池えりか、伊藤玲奈
営業　丸山敏生、増尾友裕、熊切絵理、石井耕平、網脇愛、
櫻井恵子、吉村寿美子、田邊曜子、矢橋寛子、
大村かおり、高垣真美、高垣知子、柏原由美、
菊山清佳、大原桂子、矢部愛、寺内未来子
プロモーション　山田美恵、浦野稚加
編集　柿内尚文、杉浦博道、舘瑞恵、栗田亘、片山緑
編集総務　鵜飼美南子、髙山紗耶子、高橋美幸
メディア開発　中原昌志、池田剛
講演事業　斎藤和佳、高間裕子
マネジメント　坂下毅
発行人　高橋克佳

発行所　株式会社アスコム

〒105-0002
東京都港区愛宕1-1-11　虎ノ門八束ビル
編集部　TEL：03-5425-6627
営業部　TEL：03-5425-6626　FAX：03-5425-6770

印刷・製本　中央精版印刷株式会社

Printed in Japan ISBN 978-4-7762-0896-9